Collection Bien-Etre Michel Bontemps

MIEUX VIVRE
GRACE AUX
ACIDES AMINES

Eric Bontemps

Avec la participation du Docteur Kathy Bonan

La Maison du Bien Être

310-320 Bd de la Boissière 93100 Montreuil-sous-Bois

Collection Bien Être
Michel Bontemps

3 nouveautés chaque mois

consacrées à

LA SANTE · LA FORME
LA BEAUTE

Titres Printemps - Eté 87

Céréales Santé - Recettes Gourmandes
Astres et Santé
Belle et Naturelle
Soleil, mode d'emploi
L'équilibre par les couleurs
Les Huiles Essentielles et la Santé
Mieux vivre grâce aux Acides Aminés
La Beauté aux quatre Saisons
Le Yoga
(pour une pratique personnelle et évolutive)

Dépôt légal Juin 1987
ISBN 2 - 86769 - 063 - 4
Photos de la couverture :
Fotogram Stone et Pix

SOMMAIRE

X - PRESCRIPTIONS DES ACIDES AMINES

1

LES ACIDES AMINES

Il a fallu des millions d'années à la nature pour mettre au point cette machine si performante qu'est notre corps et, nul n'ignore que, pour bien fonctionner, ce corps a besoin de vitamines et d'oligo-éléments. C'est indispensable, mais insuffisant: Un "cautère sur une jambe de bois".

L'essentiel, le vital, ce sont les acides aminés. A l'origine de toute vie, ils assurent celle de l'organisme humain. Ce sont les "briques" servant à la construction de chacune des cellules de notre corps - qui n'est composé d'ailleurs que de cellules. Des cheveux aux muscles en passant par les ongles, la peau, le sang, les nerfs, le corps humain est constitué de quelques milliards de cellules elles-mêmes fabriquées à partir des acides aminés.

Veiller à apporter à l'organisme sa "ration" nécessaire de vitamines et d'oligo-éléments sans se soucier de ses besoins en acides aminés, c'est un peu mettre la charrue avant les bœufs. Comme un propriétaire de voiture qui s'interrogerait sur le meilleur carburant à utiliser : gas-oil, essence ordinaire, super pour que son moteur fonctionne bien alors qu'il n'aurait même pas vérifié si son moteur avait des pistons et des bougies…

MIEUX VIVRE
GRACE AUX ACIDES AMINES

Les acides aminés sont apportés à l'organisme par l'alimentation - et nous verrons comment plus loin. Disons, pour l'instant, qu'ils se trouvent dans les **protides*** des aliments.

Lorsque vous mangez (et même avant le premier "coup de dent") la fabuleuse machine appelée "digestion" se met en route. Mastication, salive, brassage stomacal, suc gastrique, suc pancréatique, bile, suc intestinal, mouvements intestinaux: tout va concourir à dissoudre, fractionner, trier, transformer les aliments afin que les différents éléments utiles pour l'organisme puissent franchir les parois de l'intestin grêle et passer dans le sang.

Cela se passe ainsi pour les lipides (graisses), les glucides (sucres) et bien sûr pour les protides. Et ce sont ces protides, éléments de l'alimentation dont l'organisme peut le moins se passer - sous peine de mort - qui vont nous intéresser ici.

Les protéines

Après leur "parcours du combattant" à travers l'organisme, les protides vont se trouver "décomposés" ou "fractionnés" en différents éléments: **les acides aminés.** On en dénombre une vingtaine: chacun aura un rôle spécifique à jouer dans le corps, comme nous le verrons également plus loin.

* Pour tous les mots, en gras, suivis d'un astérisque vous pouvez vous reporter au glossaire page 171

Ces acides aminés seront alors acheminés vers le foie pour être ensuite distribués à travers tout l'organisme - selon les besoins et les nécessités.

Ils ne seront pas "utilisés" tels quels, mais ils seront associés, regroupés, pour former les **protéines*** qui constitueront la cellule. Les "briques" du départ deviendront les murs et les fondations de chaque cellule.

Certaines de ces protéines ne seront constituées que de deux acides aminés (on les nomme alors dipeptides) ou de trois ou de quatre ou d'un nombre infiniment plus grand (et ces protéines portent dans ce cas le nom de polypeptide). Celles-ci seront à la base, par exemple, des cellules constituant les muscles, les cheveux, les os, le sang, etc.

L'A.D.N.

Comme vous pouvez le penser, l'association des acides aminés destinés à former les protéines, qui à leur tour formeront les cellules, ne se fait pas au hasard. Le grand organisateur, c'est l'**A.D.N.** (acide désoxyribonucléique).

L'A.D.N. se présente sous la forme d'une chaîne de molécules (il y en a un milliard), tapie dans chacune de nos cellules. Cette chaîne est, en fait, notre "code génétique", la mémoire de nos cellules, l'encyclopédie de la vie puisque tout notre passé y est inscrit de la première bactérie née de la mer originelle jusqu'à l'individu unique que nous sommes.

MIEUX VIVRE
GRACE AUX ACIDES AMINES

Lorsque les acides aminés résultant de notre alimentation et de notre digestion vont se trouver libérés dans l'organisme, l'A.D.N. va savoir comment les grouper pour construire les protéines nécessaires à la fabrication d'une cellule de la peau, des os ou du foie. Et c'est ainsi que quelques heures après avoir avalé une bouchée de viande, de nouvelles cellules vont voir le jour grâce à la plus fantastique machine existant dans l'univers!...

2

LEUR ROLE DANS L'ORGANISME

Ce rôle est multiple et infini. Comme nous l'avons vu, les acides aminés servent d'abord à construire les cellules de notre organisme, donc à fabriquer tous les tissus de notre corps - y compris les os. Naturellement, ils servent à remplacer les cellules mortes, à réparer les cellules malades ou endommagées.

Les protéines (constituées d'acides aminés) servent à la formation des cellules sanguines mais également à celle de ce qu'on appelle les **"anticorps"*** qui apparaissent dans l'organisme lorsqu'une substance étrangère (et menaçante) se manifeste: en cas de maladie infectieuse, par exemple. Ces anticorps sont alors chargés de neutraliser ces éléments étrangers. Il va de soi qu'un déséquilibre en acides aminés risque de fausser ces mécanismes d'autodéfense et de rendre l'organisme plus vulnérable aux agressions extérieures.

MIEUX VIVRE
GRACE AUX ACIDES AMINES

1
LE GRAND REPARATEUR

Nous avons parlé précédemment de l'A.D.N., centre vital de chaque cellule. Or, il arrive que cette chaîne moléculaire soit endommagée et que, de ce fait, les protéines dont l'A.D.N. a le "schéma de construction" soient mal construites: l'information contenue dans l'A.D.N. est déformée, l'organisme alors, qui ne reconnaît pas ces protéines, va les attaquer puis les détruire - devenant ainsi son propre ennemi. Dans ce cas, qui va réparer la chaîne A.D.N. pour lui transmettre les bonnes informations ? Certains acides aminés dont c'est la fonction.

Les enzymes

Les acides aminés participent à la formation d'autres protéines, **les enzymes***, qui ont la faculté d'agir en dehors de la cellule. Ce sont des "troupes de choc" dans l'organisme, capables de se mobiliser rapidement pour attaquer, dégrader, catalyser, selon les besoins (il existe des enzymes dans le suc gastrique ou le suc pancréatique qui participent activement à la digestion). Précisons que les scientifiques n'ont pas encore élucidé complètement le rôle de ces protéines hyper-actives dans le corps humain (une molécule d'un certain enzyme est capable, par exemple, de décomposer cinq millions de molécules d'eau oxygénée en une minute!) et qu'ils découvrent chaque jour de nouvelles applications à ces "petits monstres dévoreurs" dans la vie quotidienne et l'industrie (souvenons-nous des "enzymes gloutons" rendus célèbres par une marque de lessive). Disons seulement que les protéines appelées enzymes ont, encore une fois, un rôle capital dans le corps humain, et que, si elles sont mal "fabriquées" (par défaut en acides aminés), les fonctions chimiques et biologiques de notre organisme risquent d'être fort perturbées.

Les hormones

Il existe dans l'organisme des "agents de liaison", des messagers en quelque sorte, **les hormones***. Ces substances, sécrétées par les glandes, sont chargées de porter des informations - voire des ordres - à nos différents organes. Elles jouent un rôle capital sur le métabolisme général, le système nerveux, la circulation sanguine, la vie sexuelle, etc. Or, certaines protéines sont également chargées de ce rôle de "préposé à la distribution" et la conclusion va s'imposer d'elle-même : si les acides aminés qui les composent sont de mauvaise qualité ou irrégulièrement répartis, l'information à travers le corps circulera mal.

Les protéines interviennent encore dans les contractions musculaires, dans le transport de l'oxygène à travers l'organisme ainsi - et ce n'est pas la moindre de leur fonction - que dans le fonctionnement de notre cerveau.

Loin de moi, l'idée de vous faire un cours sur le fonctionnement du cerveau. D'abord parce qu'il faudrait y consacrer plusieurs volumes et, ensuite, parce que les chercheurs n'ont pas encore percé à jour tous les secrets de cet ordinateur qui relègue ceux de la NASA au rôle de jouets pour enfants. Mais précisons quelques points.

Le cerveau

Le cerveau est constitué de plusieurs milliards de cellules nerveuses que l'on appelle des **neurones*.** Un neurone ressemble un peu à un arbre miniature qui se composerait d'un tronc et de branches. Si les "branches" de chaque neurone ne se touchent pas, l'information circule néanmoins de l'une à l'autre (pensées, émotions, savoir, souvenirs, mouvements) grâce à ce qu'on appelle un "neuromédiateur", c'est-à-dire une substance sécrétée par l'extrémité de chaque ramification de neurone et qui permet au courant de passer et à l'information de circuler. Or, les acides aminés entrent dans la composition de cette substance "neuromédiatique" et participent donc à la circulation de l'information dans le cerveau.

On les trouve donc partout, penserez-vous, et ils interviennent dans pratiquement toutes les fonctions de notre organisme. En réalité, les protéines/acides animés ont d'autres rôles plus complexes qu'il serait peut-être lassant de décrire dans le cadre d'un livre qui ne se veut pas une thèse médicale. Par exemple, savez-vous que ces fameux acides aminés ont également une fonction analgésique - c'est-à-dire qu'ils permettent à l'organisme de lutter contre la douleur?

2

LES TROUBLES DUS A UN MANQUE D'ACIDES AMINES

Ce tableau, forcément incomplet, du rôle des acides aminés dans notre corps, va nous amener naturellement à examiner les conséquences - parfois désastreuses - de la carence de ces mêmes acides aminés:

- Le vieillissement prématuré. Le mauvais apport d'acides aminés à l'organisme ou l'apport d'acides aminés de mauvaise qualité ne permettront pas le renouvellement des cellules dans de bonnes conditions.

- La dépression, les troubles nerveux ou du comportement, la vulnérabilité au stress.

- Les problèmes de peau, de cheveux.

- L'obésité, la migraine, l'insomnie.

- Les allergies, l'arthrite, l'auto-intoxication.

- L'amoindrissement des défenses organiques, le manque de récupération en cas de maladie ou d'accident.

Et, pour résumer le tout, une plus grande vulnérabilité à toutes les agressions internes ou externes conduisant à un état morbide.

Vous comprenez mieux - je pense - pourquoi je vous disais au début que le rôle des acides aminés dans l'organisme était vital, primordial. Cela ne veut pas dire, pour autant, que celui des vitamines, des oligo-éléments, des sels minéraux soit à mépriser complétement. Loin s'en faut! Nous verrons d'ailleurs que l'action des acides aminés se conjugue souvent avec d'autres éléments pour obtenir les résultats souhaités.

Acides aminés essentiels et non essentiels

Les chercheurs ont donc découvert, pour l'instant, une vingtaine d'acides aminés. Pour l'instant car, après tout, ils pourraient peut-être en découvrir d'autres. Il y a une dizaine d'années, on n'en dénombrait que dix-huit. Et il faut dire que ce ne sont pas de très gros éléments puisqu'ils se trouvent au cœur du cœur des cellules...

Les études menées dans différents pays (en particulier aux Etats-Unis) ont permis de mettre en évidence le - ou les - rôle de chacun de ces acides aminés. Car, aussi étrange que cela puisse paraître, ces "briques" minuscules qui composent les protéines semblent avoir chacune une utilité bien déterminée dans l'organisme.

Avant d'étudier en détail le rôle de chacun de ces acides aminés, il faut préciser que les scientifiques les divisent en deux groupes:

- **Les acides aminés essentiels:** Ils sont au nombre de douze et sont dits "essentiels" ou "indispensables" car ils doivent obligatoirement être apportés par l'alimentation. L'organisme, malgré ses très grands talents, est incapable de les fabriquer.

- **Les acides aminés non essentiels:** ils sont donc au nombre de huit mais peuvent être synthétisés par l'organisme qui, en cas de besoin, se "débrouille" pour les fabriquer. En général, d'ailleurs, c'est au détriment d'autre chose.

Il est intéressant de souligner, à ce propos, le fabuleux pouvoir de la vie. Depuis qu'elle est apparue - il y a quelques quatre milliards d'années - sous la forme d'une vague molécule, quel chemin a-t-elle parcouru, quels dangers a-t-elle évités, quels miracles a-t-elle accomplis pour parvenir à ce qu'elle est encore aujourd'hui, à chaque seconde, dans nos corps parfois malmenés. Puisque nous parlons des acides aminés, il faut savoir que lorsque l'organisme est en manque pour construire des cellules indispensables, il n'hésite pas à détruire certaines cellules existantes pour se les procurer.

Il est bien connu, d'ailleurs, que lorsqu'une personne suit une diète sévère (une grève de la faim, par exemple) le corps "rétrécit", se dessèche, les muscles s'atrophient, les cheveux tombent mais les organes vitaux comme le cœur ou le cerveau ne perdent pas de poids. Ils sont "alimentés" au détriment du reste, grâce à une biochimie autodestructrice mais non anti-vitale. En cas de carence en acides aminés (ou en d'autres éléments indispensables) c'est ce qui se passe quotidiennement dans notre corps. D'où l'intérêt d'une alimentation équilibrée - ce que nous étudierons plus loin.

En attendant, examinons le rôle de chacun des vingt acides aminés dans la vie de notre organisme.

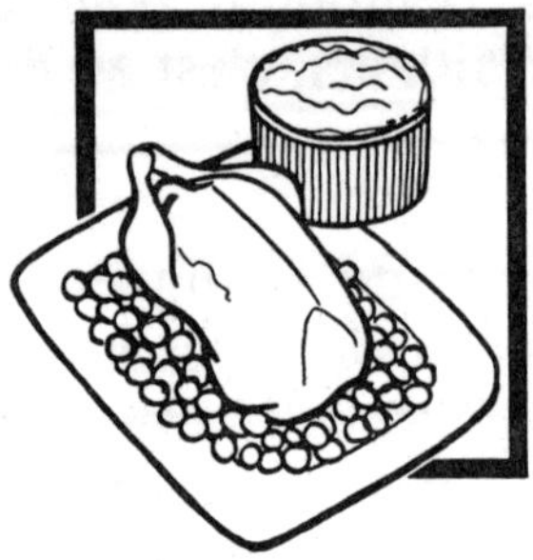

3

ACIDES AMINES ESSENTIELS

La Phénylalanine

Cet acide aminé a, comme tous les autres acides aminés, de nombreuses fonctions dans l'organisme. Il a un effet **stimulateur** sur la glande thyroïde et lui permet de sécréter une hormone appelée thyroxine. Cette hormone a un effet régulateur sur le système nerveux - ce qui n'est pas inintéressant. De plus, cette hormone tend à neutraliser la douleur ou pour le moins à l'atténuer. Nous savons très bien qu'en cas de douleur "intolérable", les mécanismes de transmission se mettent en "court-circuit" - jusqu'à nous faire perdre conscience. La thyroxine y est pour quelque chose. Mais elle agit également en cas de douleurs chroniques, installées, en "minimisant" les effets de ces souffrances.

On reconnaît également à la Phénylalanine un rôle **antidépresseur** - ce qui paraît normal compte tenu de son activité bienfaisante sur le système nerveux et de sa participation à l'action sédative de la douleur. Quand on souffre d'une manière permanente, n'est-on pas un peu dépressif ?

Autre rôle important de cet acide aminé: son action au niveau du cerveau. Nous avons vu dans le chapitre précédent que certains acides aminés participaient à la fabrication des "neuromédiateurs", ces substances qui permettent de véhiculer l'information à travers le cerveau. La Phénylalanine en fait partie en premier lieu et les scientifiques sont persuadés de son rôle dans les mécanismes de **l'apprentissage** et de **la mémoire.** On imagine l'intérêt de cet acide aminé pendant la scolarité et toute la période durant laquelle l'individu a besoin d'apprendre. Mais il est peut-être encore plus nécessaire vers 45 ans, âge à partir duquel les facultés de transmission à travers le cerveau diminuent.

Certains chercheurs pensent maintenant que la Phénylalanine intervient dans la **régulation de l'appétit** et par suite dans les problèmes de poids. Un complément de cet acide aminé serait donc souhaitable pour quiconque entreprendrait un régime alimentaire.

A RETENIR

❑ ***Symptômes d'une carence en Phénylalanine***
- *excès d'appétit*
- *embonpoint*
- *forte émotivité*
- *troubles vasculaires et parfois visuels*

❑ ***Propriétés de la Phénylalanine***
- *stimulatrice du système nerveux et de la mémoire*
- *sédative*
- *antidépressive*
- *régulatrice de poids*

Le Tryptophane

Comme l'acide aminé précédent, le Tryptophane a un rôle **antidépresseur** et son apport à l'organisme permettrait souvent d'éviter l'utilisation de drogues médicamenteuses qui provoquent, comme chacun le sait, une accoutumance physique et psychique.

Des études menées sur des femmes au seuil de la ménopause ou venant d'accoucher et qui souffraient d'une dépression, classique dans ce genre d'état, ont mis en évidence un manque de Tryptophane alors qu'un apport de cet acide aminé se traduisait par une nette amélioration de leur moral.

D'ailleurs, des expériences comparatives ont été effectuées. A des sujets en dépression, on a donné des médicaments antidépresseurs réputés et à d'autres du Tryptophane. La récupération a été sensiblement la même, sauf que, d'un côté, il s'agissait de produits chimiques et, de l'autre, de produits totalement naturels.

La vulnérabilité au stress, l'instabilité de l'humeur, les obsessions caractérisent les phénomènes dépressifs. Or, le Tryptophane semble avoir une action évidente et bienfaisante dans ces sortes de troubles.

Cet acide aminé offre également l'avantage de combattre l'insomnie - perturbation, hélas! de plus en plus fréquente de nos jours. Nous avons parlé, précédemment, de l'action des "neuromédiateurs" qui permettent au cerveau de fonctionner. Un de ces neuromédiateurs, la sérotonine, doit beaucoup au Tryptophane. Il est chargé de "déconnecter" les neurones, de les mettre "hors circuit", ce qui se traduit par une réduction du temps d'endormissement, par une plus grande durée du sommeil et par un sommeil de meilleure qualité.

Là encore, on perçoit l'avantage du Tryptophane par rapport à l'utilisation quotidienne de somnifères qui, nécessairement, "laissent des traces". D'autant que l'apport complémentaire de cet acide aminé ne débouche pas sur des réveils pâteux et incertains.

Comme pour tous les acides aminés, l'action du Tryptophane se conjugue avec d'autres éléments dont notre organisme a besoin. Il en est ainsi des vitamines du groupe B, vitamines indispensables pour la peau et les cheveux. Cela ne veut pas dire que le Tryptophane remplace les vitamines "B" mais qu'il aide à leur action sur l'organisme.

Pour certains médecins, la carence enTryptophane serait à l'origine de cas de migraines tenaces. Tout le monde a souffert - ou souffrira de migraines. Pour beaucoup, il ne s'agit que d'un mal passager et épisodique, pour d'autres d'un véritable fléau. Les causes en sont multiples et les moyens de traiter les "maux de tête" aussi nombreux. Dans certains cas, pourtant, les remèdes n'ont aucun effet et on peut en chercher longtemps la cause profonde. Combien de patients songent à un déficit de cet acide aminé nommé Tryptophane ? Toujours est-il que des praticiens ont obtenu des résultats probants en conseillant un apport supplémentaire de cet acide aminé.

Le corps humain est une citadelle, une place forte conçue pour se défendre contre les agressions extérieures et - à moins d'être enfermé dans une bulle stérile - les ennemis ne manquent pas. Un des premiers systèmes de défense (la ronde de garde, en quelque sorte) sont les **lymphocites**, ces globules blancs particuliers élaborés par la moelle osseuse. Leur rôle consiste à attaquer et à neutraliser les substances étrangères: virus, microbes et autres. Or, pour leur fabrication, les lymphocites ont besoin de Tryptophane. Une carence de cet acide aminé rendra donc l'organisme plus vulnérable aux "visiteurs indésirables".

A RETENIR

❑ ***Symptômes d'une carence en Tryptophane***
- *migraines tenaces*
- *déficience du système immunitaire*
- *état dépressif*
- *insomnie*
- *vieillissement de la peau*
- *mauvais état des cheveux*

❑ ***Propriétés de la Tryptophane***
- *antidépressive*
- *garantie contre l'insomnie*
- *atout pour les vitamines B*

La Méthionine

Les acides aminés sont, comme nous l'avons vu, les constituants des cellules, et leur rôle consiste également à "réparer" celles qui en ont besoin. Dans cet ordre d'idée, la Méthionine a une action tout à fait intéressante au niveau du foie et des reins puisque cet acide aminé participe à la **régénération** des cellules de ces organes.

En permettant aux reins de bien remplir leur fonction (qui consiste à éliminer les déchets organiques) la Méthionine sert à lutter contre les problèmes articulaires et en particulier l'arthritisme.

Cet acide aminé favorise également le travail du foie qui joue au mieux son rôle "anti-toxique" dans l'organisme et empêche l'accumulation des graisses à ce niveau. Comme la Méthionine stimule la production de la léthicine du foie, elle lutte naturellement contre le cholestérol.

En outre, même si notre organisme n'est pas un "haut fourneau", nous absorbons chaque jour des métaux (exemple: 6 milligrammes de zinc pour cent grammes de viande de cheval) et certains de ces métaux sont indispensables au bon équilibre général. Certains, par contre, sont non seulement indésirables mais carrément toxiques comme le plomb, le mercure, le cadmium - ou le cuivre en excès. Et nous allons aborder là un autre rôle des acides aminés (et en particulier de la Méthionine) : la **neutralisation de ces métaux**, problème particulièrement intéressant pour ceux dont le métier comporte un risque d'intoxication de ce genre.

Enfin, on reconnaît à la Méthionine des vertus "anti-fatigue" évidentes. Lorsque le foie ou les reins fonctionnent mal, ce n'est pas une garantie de grande forme!...

A RETENIR

- ***Symptômes d'une carence en Méthionine***
  - *intoxication*
  - *disfonctionnement du foie*
- ***Propriétés de la Méthionine***
  - *régénératrice des cellules du foie et des reins*
  - *anti-toxique*
  - *anti-fatigue*

La Thréonine

Comme vous l'avez compris, chacun de ces acides aminés n'a pas une action spécifique et bien déterminée dans l'organisme. Ce n'est qu'à force de recherches, de recoupements, d'expérimentations que les scientifiques ont pu déceler - et prouver - le rôle d'un acide aminé pris séparément. Et les recherches continuent...

Dans le cas de la Thréonine, les chercheurs ont constaté que cet acide aminé participait, comme la Méthionine, à la dispersion des graisses au niveau du foie. C'est un **agent actif de la digestion** et elle assure un bon fonctionnement intestinal. Plus exactement, la Thréonine favorise le passage des substances nutritives de l'intestin dans le sang - chimie organique dont, tout simplement, la vie dépend. L'action de la Thréonine sur la peau, les cheveux et les tissus en général, n'est pas à détailler: si l'organisme n'est pas bien nourri au niveau de l'intestin, tout en souffrira.

A RETENIR

❑ ***Symptômes d'une carence en Thréonine***
- *mauvaise digestion*
- *malnutrition*

❑ ***Propriétés de la Thréonine***
- *facilite principalement les échanges nutritifs intestin / sang.*

La Lysine

Cet acide aminé participe à de nombreuses fonctions organiques dans la mesure où il est à l'origine de la formation du **collagène**, protéine qui est à la base des os, des cartilages, des tendons et des tissus conjonctifs, c'est-à-dire des tissus servant à réunir les autres tissus. En cas de plaies, par exemple, c'est le collagène qui va se charger de la cicatrisation. En fait, la Lysine n'intervient pas seule dans la formation du collagène. Pour que cette transformation ait lieu, la vitamine C est nécessaire, ce qui montre bien la complexité de la "chimie organique" et illustre ce que nous disions dans un chapitre précédent : les acides aminés utilisent souvent d'autres éléments, comme les vitamines, pour remplir leur mission.

La Lysine est donc nécessaire à la croissance, à la cicatrisation, à la réparation des traumatismes, mais elle intervient aussi dans la composition du sang et dans la formation des anticorps chargés de lutter contre les agressions extérieures - et donc contre la maladie.

Certains chercheurs pensent que cet acide aminé peut aider à la neutralisation des caries dentaires. Enfin, d'autres chercheurs - américains - ont mis en évidence le rôle de la Lysine dans la guérison de l'herpès, cette affection se manifestant sous la forme de "boutons de fièvre". En apportant un complément de lysine à des sujets atteints, ils ont obtenu jusqu'à 96% de guérison.

A RETENIR

❑ ***Symptômes d'une carence en Lysine***

- *fatigue chronique*
- *mauvaise cicatrisation*
- *vaisseaux rouges dans l'œil*

❑ ***Propriétés de la Lysine***

- *cicatrisante*
- *stimulatrice de la croissance*
- *rempart contre la maladie*
- *neutralisante*

L'Isoleucine, la Leucine, la Valine

Si on regroupe généralement ces trois acides aminés, c'est que leur rôle dans l'organisme est sensiblement le même - du moins dans l'état actuel des connaissances.

Comme tous les autres acides aminés "essentiels", ceux-ci doivent obligatoirement être apportés par l'alimentation puisque l'organisme ne sait pas les fabriquer. Comme de très nombreux aliments les contiennent (nous le verrons plus loin), il n'y a que peu de risques de carence - sauf en cas de régime particulièrement déséquilibré.

Ces acides aminés ne sont pas utilisés tels quels pour construire des protéines mais ils sont, en quelque sorte, "traités" par l'organisme qui les décompose en acides simples participant à une multitude de fonctions chimiques et à la fabrication de composants biologiques, indispensables à la vie du corps humain. Entre autres, ces acides aminés transformés en acides simples servent à la **production de l'énergie** - ce qui est particulier car, en général, l'organisme tend à stocker les protéines formées par les autres acides aminés pour les utiliser à des "tâches nobles", comme le remplacement ou la réparation des cellules, plutôt que de les "gaspiller" à produire de l'énergie.

Les troubles pouvant être liés à ces acides aminés, l'Isoleucine, la Leucine et la Valine dépendent moins de leur carence dans l'organisme que dans l'incapacité de celui-ci à les transformer en acides simples. Les acides aminés non décomposés sont alors évacués par l'urine.

Certains chercheurs sont persuadés que, parmi ces trois acides aminés, l'un d'entre eux au moins, la Valine, participe au bon fonctionnement du système nerveux, à la vivacité mentale et à la coordination musculaire.

A RETENIR

❑ ***Symptômes d'une carence en Isoleucine, Leucine et Valine*** (touchent surtout les bébés mais, en général, grâce à l'apport de ces 3 acides aminés et à un régime bien étudié, les choses rentrent dans l'ordre vers cinq ou six ans):

- *difficultés d'alimentation*
- *convulsions*
- *retards de poids*
- *retards mentaux*

❑ ***Propriétés***

- *ces trois acides aminés sont principalement des producteurs d'énergie.*

4

ACIDES AMINES NON ESSENTIELS

Quand on parle d'acides aminés "non essentiels", cela ne veut pas dire qu'ils ne servent à rien dans l'organisme. La suite va d'ailleurs vous prouver le contraire... Cela signifie simplement qu'il n'est pas impératif de les apporter par l'alimentation (ou sous forme de petites pilules) car, en cas de besoin, l'organisme est capable de les fabriquer à partir d'autres éléments. Pourtant, ce n'est pas forcément une bonne solution de négliger l'apport des protides contenant ces acides aminés et de laisser l'organisme "se débrouiller". En effet, pour les "fabriquer", il sera obligé de puiser ailleurs et de provoquer, peut-être, des déséquilibres.

La Glutamine

Cet acide aminé (nommé également Acide glutamique) a une influence reconnue sur le cerveau. Il aide à corriger les troubles de la personnalité, à améliorer l'équilibre psychique et, affirment certains, à développer l'intelligence. Des expériences sur des personnes caractérielles, obstinées et violentes ont prouvé qu'un apport complémentaire de Glutamine permettait d'obtenir des résultats spectaculaires. L'action de la Glutamine est également intéressante pour lutter contre la fatigue cérébrale.

Le besoin d'absorber du sucre ou de l'alcool peut être efficacement combattu par la Glutamine. Des médecins sont parvenus à diminuer nettement la quantité d'alcool ingurgitée par des patients alcooliques en prescrivant des doses de 1 à 4 grammes de Glutamine par jour.

Cet acide aminé permettrait enfin une meilleure cicatrisation des ulcères.

A RETENIR

❑ ***Symptômes d'une carence en Glutamine***

- *irritabilité (surtout chez les personnes agées)*
- *sautes d'humeur*
- *fatigues psychiques*

❑ ***Propriétés de la Glutamine***

- *favorise surtout l'équilibre psychique et peut aider à combattre l'alcoolisme.*

L'Histidine

Cet acide aminé participe à la **croissance** et s'avère donc particulièrement important pour l'enfant et l'adolescent. Bien que classé traditionnellement parmi les acides aminés "non essentiels", il semble bien que l'organisme soit incapable de le fabriquer - d'où l'intérêt d'en apporter suffisamment à l'organisme. L'Histidine a la réputation de stimuler et de fortifier le nerf auditif dont dépend une bonne ouïe.

Comme nous l'avons vu dans le chapitre précédent, certains acides aminés ont la faculté de neutraliser les métaux en excès ou indésirables dans l'organisme. C'est le cas de l'Histidine. Certaines affections comme l'arthrite se caractérisent par un excés de cuivre ou d'autres métaux que l'Histine aide à éliminer.

A RETENIR

❑ ***Symptômes d'une carence en Histidine***

- *troubles articulaires*
- *troubles de l'ouïe*

❑ ***Propriétés de l'Histidine***

- *stimulatrice de la croissance et du nerf auditif*
- *neutralisante*

La Tyrosine

Cet acide aminé joue un rôle (au même titre que la Phénylalanine) dans la composition de certains neuromédiateurs qui servent à faire circuler l'information à travers le cerveau. Un manque de Tyrosine peut donc conduire à des difficultés d'apprentissage et à des problèmes de mémoire.

De plus, on a constaté que la carence en Tyrosine semble affecter les neuromédiateurs de certaines parties du cerveau en relation avec l'humeur et l'état dépressif. Des expériences ont démontré qu'un apport quotidien de cet acide aminé (100 milligrammes) permettait de diminuer, ou même de supprimer, chez certains malades dépressifs, les médicaments spécifiques qu'ils prenaient régulièrement.

Parfois, les acides aminés peuvent avoir un effet non souhaitable dans certaines conditions. C'est le cas de la Thyrosine qui, chez des sujets sensibles, est susceptible de déclencher des migraines. Ce n'est en fait pas directement la Tyrosine qui est en cause mais un sous-produit, la Tyramine, qui peut apparaître dans certains aliments contenant de la Tyrosine : vin, bière, fromages fermentés, avocats, harengs marinés, bananes mûres. En supprimant ces aliments chez les personnes souffrant de migraines, dont les causes n'ont pu être déterminées, il est possible de faire disparaître ces migraines.

La Cystine

Voilà encore un acide aminé aux propriétés multiples et intéressantes... pour ne pas dire capitales. Tout d'abord, la Cystine intervient dans le fonctionnement du pancréas en lui apportant l'insuline nécessaire à l'assimilation des sucres et des amidons.

Ensuite, elle participe à la destruction de certaines substances nocives, comme celles résultant de la consommation de l'alcool et du tabac ou d'autres formes d'intoxication et, à ce titre, a un rôle anti-pollution non négligeable.

La Cystine fait partie de ces acides aminés qui ont la propriété de neutraliser les éléments nocifs et indésirables comme certains métaux "lourds". Elle a, entre autres, été utilisée en complément alimentaire pour lutter contre des intoxications au mercure ou au cadmium.

Cet acide aminé joue également un rôle dans l'autodéfense de l'organisme contre les agressions virales, microbiennes, etc.

Nous avons parlé de l'A.D.N., notre mémoire biologique contenue dans chaque cellule et qui a parfois besoin d'être réparée. C'est encore un rôle reconnu à la Cystine.

Certains médecins sont persuadés que la mauvaise utilisation de la vitamine B6 peut être responsable de maladies chroniques de dégénérescence aussi bien physique que mentale. Or, le coupable de cette mauvaise utilisation de cette vitamine est justement l'acide aminé dont nous parlons, la Cystine. Un complément de Cystine permet une meilleure utilisation de la vitamine B6 et une amélioration des troubles constatés.

Si l'on regarde bien les différents rôles de la Cystine que nous venons d'énumérer, il n'est pas étonnant que l'on considère cet acide aminé comme un facteur de longévité. Pour terminer, il faut encore signaler que la Cystine participe à la formation de certaines protéines comme celles des cheveux.

A RETENIR

❑ ***Symptômes d'une carence en Cystine***

- *l'auto-intoxication (accumulation de toxines)*

❑ ***Propriétés de la Cystine***

- *régulatrice, notamment du pancréas grâce à l'insuline*
- *anti-toxique*
- *rempart contre les maladies*
- *réparatrice de l'A.D.N.*
- *facteur de longévité*

L'Arginine

Comme l'acide aminé précédent, l'Arginine participe à la désintoxication de l'organisme en l'aidant à se débarrasser des "poisons" qui peuvent l'encombrer.

Puisqu'elle stimule la production de l'hormone de croissance, l'Arginine participe à celle-ci, aide à brûler les graisses et favorise la musculation. Son rôle le plus inattendu concerne la fécondité - surtout masculine puisque le sperme en contient jusqu'à 80%.

A RETENIR

- ***Symptômes d'une carence en Arginine***
  - *stérilité*
  - *auto-intoxication*
  - *vieillissement prématuré*
  - *accumulation de graisse*
- ***Propriété de l'Arginine***
  - *anti-toxique*

La Glycine

Appelé également Glycocolle, cet acide aminé participe à la bonne santé de la rate, de la moelle osseuse et du thymus, cette glande située derrière le sternum dont le rôle est capital pendant l'enfance et l'adolescence et qui, d'ailleurs, s'atrophie à l'âge adulte.

La Glycine, qui a une action directe sur la fabrication des globules blancs, est un élément du système immunitaire de l'organisme.

Comme l'Arginine, elle intervient dans la production de l'hormone de croissance qui a son rôle à jouer dans la défense de l'organisme et dans le métabolisme des muscles. Elle favorise ainsi les contractions musculaires et protège de la fatigue musculaire. Ces différentes interventions font considérer la Glycine comme un acide aminé anti-vieillissement.

A RETENIR

❑ ***Propriété de la Glycine***

- *facteur important du système de défense de l'organisme*
- *facteur de jeunesse*

5

LES AUTRES ACIDES AMINES

En dehors des quatorze acides aminés (huit essentiels et six non-essentiels), que nous venons de passer en revue, il en existe d'autres qui ont, bien évidemment, un rôle tout aussi important dans l'organisme. Il s'agit de l'acide Aspartique, de l'Alanine, de la Proline, de la Sérine. Si je ne leur ai pas réservé une rubrique particulière, c'est, d'une part, parce qu'ils font partie des acides non essentiels, et que l'organisme peut les synthétiser et, d'autre part, parce que leur action est souvent la même que celle d'autres acides aminés dont nous avons parlé. De plus, les recherches sur l'action des différents acides aminés se poursuivent chaque jour et il n'est pas facile, compte tenu de la complexité du problème, de déterminer avec précision le rôle de chacun d'entre eux. Je n'ai donc retenu que ceux qui ont été jusqu'alors les mieux "cernés". Cela ne veut pas dire bien entendu que nous pouvons nous passer des autres.

Glutathion, Taurine

Au reste, certains acides aminés se combinent entre eux pour en créer de nouveaux, comme le Glutathion. Composé de Cystine, de Glutamine et de Glycine, il a entre autres pour fonction de transporter l'oxygène dans l'organisme. C'est indispensable, mais on peut considérer que si les trois acides aminés qui le composent sont fournis à l'organisme en quantité suffisante, il n'y aura pas de problème pour que le Glutathion soit "fabriqué".

D'autres acides aminés sont des "sous-produits" (ce qui ne permet pas pour autant de les négliger) d'acides aminés de "base". C'est le cas de la Taurine qui est synthétisée à partir de la Méthionine. On lui reconnaît une action sur le cerveau dont elle régularise le fonctionnement tout en neutralisant les éléments nocifs pouvant être à l'origine d'hypertension ou de congestion cérébrale. Des chercheurs sont persuadés qu'elle intervient dans le contrôle des crises d'épilepsie.

Là encore, on peut supposer que si la Méthionine est apportée en quantité suffisante à l'organisme, la Taurine ne fera pas défaut. Par contre, si les réserves de Méthionine sont insuffisantes et que l'organisme a besoin de Taurine, il puisera dans ces réserves et c'est alors la Méthionine, acide aminé essentiel, qui manquera.

Il faut d'ailleurs préciser qu'une consommation exagérée d'alcool tend à détruire la Méthionine et par suite ces "sous-produits", provoquant ainsi des perturbations cérébrales et des troubles de la mémoire, entre autres!

Les acides aminés soufrés

Avant d'en terminer avec la "présentation" des acides aminés, il est utile de mettre l'accent sur deux d'entre eux (dont nous avons déjà parlé) : la Méthionine et la Cystine. Ils ont en effet l'avantage et l'intérêt de contenir du **soufre.** Or, le soufre est un élément qu'il serait inconséquent de négliger compte tenu de son rôle important dans l'organisme.

Tout d'abord, il intervient dans la fabrication des protéines - qui sont, comme nous l'avons vu, les constituants de base de la cellule, synthétisés à partir des acides aminés.

Ensuite, le soufre est un agent irremplaçable de lutte contre la pollution, l'intoxication, l'encrassement de l'organisme. A ce titre, on considère qu'il participe au combat quotidien contre le vieillissement et l'usure de l'organisme.

Le corps humain contient en moyenne 140 grammes de soufre mais en utilise chaque jour 850 milligrammes qui doivent être remplacés. Or, pour disposer d'acides aminés soufrés dont le rôle est si important, il ne faut pas compter sur un apport "artificiel" de soufre car l'organisme est incapable de transformer ce soufre en acides aminés soufrés. Il est donc nécessaire de le lui apporter à travers l'alimentation contenant déjà ces acides aminés remarquables.

Les scientifiques ont par ailleurs mis en évidence le rôle de ces acides aminés soufrés dans le transport, à travers l'organisme, d'un oligo-élément nommé Sélénium. Peu connu, cet oligo-élément est néanmoins réputé pour lutter contre le vieillissement et pour protéger du cancer.

Enfin, les acides aminés soufrés sont liés à l'utilisation par l'organisme de la vitamine C. Pour qui prend beaucoup de vitamine C, il est donc nécessaire d'apporter à l'organisme les acides aminés soufrés qui permettront de l'utiliser et non de la rejeter comme cela arrive souvent.

A RETENIR

❏ ***Propriétés des acides aminés soufrés***

- *constituants des cellules*
- *anti-toxiques*
- *fixateurs de la vitamine C*
- *avec le Sélénium, protègent contre le vieillissement et peut-être le cancer*

La Carnitine

Parmi les dérivés des acides aminés de base, nous allons faire une place à la Carnitine, substance organique ayant fait l'objet d'études approfondies (en URSS, en Angleterre, aux Etats-Unis, en France) et qui a un rôle tout à fait particulier à jouer dans l'organisme.

Cet élément est fabriqué à partir de deux acides aminés essentiels : la Méthionine et la Lysine, de trois vitamines : la vitamine C, la vitamine PP, la vitamine B6 et d'un minéral : le Fer.

C'est au niveau du foie et des reins que l'assemblage (ou plutôt la synthèse) est réalisé.

Transportée par le sang, la Carnitine pénètre à l'intérieur des cellules, en particulier des cellules des muscles, qui en contiennent jusqu'à 40 fois plus que d'autres cellules du corps. Son rôle va consister à favoriser la combustion des graisses pour produire de l'énergie.

A l'intérieur des cellules se trouve ce que l'on pourrait appeler un "foyer" où, justement, les graisses présentes dans le sang et dans les muscles sont brûlées, apportant à l'organisme l'énergie dont il a besoin pour fonctionner. Maintenir la température du corps, accomplir un geste, réclame de l'énergie que l'organisme se procure en "brûlant" ses graisses.

Mais les graisses ne pénètrent pas d'elles-mêmes à l'intérieur des "foyers" cellulaires : elles y sont entraînées par la Carnitine qui agit un peu comme une locomotive tirant des wagons jusqu'à la gare.

Sans Carnitine, les graisses ne peuvent être brûlées au niveau des muscles - d'où fatigue, manque d'énergie, frilosité et prise de poids par accumulation graisseuse. On connaît le cas de ces personnes obèses qui suivent un régime strict sans perdre de poids alors qu'elles sont sans force. Une carence de Carnitine (des expériences l'ont prouvé) est à l'origine de cette situation.

Nous voyons que le premier intérêt de maintenir le taux de Carnitine à bon niveau sera de favoriser la combustion des graisses et donc de lutter contre les problèmes de poids.

Qui dit trop de graisses dans le sang dit automatiquement athérosclérose (encrassement des artères par dépôts graisseux) d'où peuvent découler des ennuis cardiaques, puisque l'infarctus, par exemple, est la conséquence d'une artère coronaire qui se bouche.

Sans aller jusqu'à ces visions pessimistes, il faut souligner que le premier rôle de la Carnitine est quand même la production d'énergie. Plus l'organisme produit d'efforts, plus les besoins en Carnitine sont élevés. On a constaté qu'après une maladie ayant provoqué une forte fièvre, le taux de Carnitine chutait, ce qui est logique puisque la fièvre est provoquée par une importante combustion de graisses. Pour éviter la fatigue durable consécutive à une grippe "carabinée", par exemple, il serait donc souhaitable de reconstituer les stocks de Carnitine de l'organisme. Une dose de 200 à 500 milligrammes par jour (sous forme de complément alimentaire) semblerait satisfaisante.

L'intervention de la Carnitine dans la production d'énergie ne pouvait qu'attirer l'attention des sportifs et de ceux qui ont à s'occuper de leur forme. Depuis quelques années, c'est un élément important de la mise en condition, en particulier pour les sportifs ayant à fournir un effort intense et durable comme les tennismen, les footballeurs ou les coureurs de fond.

Deux sources d'énergie existent dans l'organisme : celle apportée par le glucose et celle découlant de la combustion des graisses. La première, utilisée en priorité par le corps, est rapidement épuisée et c'est alors à la seconde de prendre le relais. Comme, pour brûler les graisses, il faut de la Carnitine, l'idée d'en apporter en complément aux sportifs a fait son chemin. Des expériences ont démontré qu'un apport de Carnitine, une semaine avant une compétition, se traduisait par une meilleure résistance à l'effort, un allégement du travail cardiaque, un retour plus rapide du pouls à la normale.

Pour en terminer avec la Carnitine, il faut souligner son rôle dans le fonctionnement du cœur. Comme chacun le sait, le cœur est un muscle (le plus important, bien sûr) qui fonctionne en permanence. Pour assurer son énergie propre, il consomme des corps gras qui ont besoin de Carnitine pour être brûlés. Or, les chercheurs ont constaté qu'une carence en Carnitine perturbait le travail cardiaque alors qu'un taux correct de cet élément en favorisait l'activité et diminuait les arythmies.

A RETENIR

❑ ***Symptômes d'une carence en Carnitine***

- *fatigue*
- *frilosité*
- *prise de poids*
- *ennuis cardiaques*

❑ ***Propriétés de la Carnitine***
Elle est principalement un producteur d'énergie et un "brûleur" de graisses. C'est un bon régulateur du cœur.

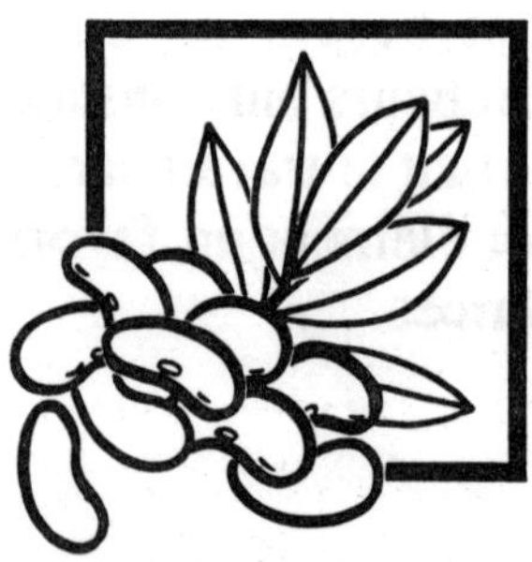

6

OU TROUVER LES ACIDES AMINES ?

On peut trouver, dans les magasins spécialisés en produits naturels, des acides aminés sous forme de compléments alimentaires. Si ces produits sont d'excellente qualité, pourquoi pas ?

Il n'empêche que la source essentielle et primordiale des acides aminés demeure l'alimentation.

Sans vouloir faire injure aux spécialistes de la nutrition et à tous ceux - comme ils ont raison ! - qui s'intéressent de près à la diététique, il me paraît utile de rappeler dans ce chapitre quelques idées de base qui n'apprendront rien à certains mais qui peuvent être révélatrices pour d'autres.

La machine humaine est extraordinairement compliquée et ce qui s'y passe chaque seconde remplirait une encyclopédie. Ce que vous avez lu jusqu'alors concernant les acides aminés n'est qu'une petite partie des réactions chimiques et biologiques qui se déroulent dans notre corps en permanence. Et même lorsque vous êtes en train de dormir du sommeil du juste!...

Or, pour faire fonctionner cette machine, deux choses sont nécessaires : l'air que nous respirons, et ce que nous ingurgitons par la bouche : liquides et solides.

Pour ce qui est de l'air, il suffit qu'il soit pur pour que tout se passe bien.

Pour ce qui est de l'alimentation, c'est une autre affaire. Il faut que celle-ci soit équilibrée et apporte à "la machine" tout ce dont elle a besoin. Et c'est là, bien souvent, que le bât blesse!...

Oublions - quelques instants - les acides aminés. Nous allons y revenir...

Protides, Lipides, Glucides ou la base de l'alimentation

Pour bien fonctionner, l'organisme a besoin d'eau, de protides, de lipides, de glucides, d'éléments minéraux, de vitamines. Tout cela se trouve dans notre alimentation de tous les jours - à moins d'avoir fait choix d'un régime déséquilibré ou de vivre dans des régions du monde où le choix alimentaire n'est pas possible.

A part l'eau (que l'on trouvera, bien sûr, plus abondamment dans un fruit frais que dans un fruit sec, mais il est facile de compenser un manque d'eau dans les aliments), ce sont les protides, les lipides et les glucides qui se trouvent en général en plus grande quantité dans ce que nous mangeons. La base de l'alimentation, pourrait-on dire. Les vitamines et les éléments minéraux, bien qu'indispensables comme nous l'avons souligné, n'apparaissent qu'en petite quantité dans les aliments de consommation courante.

Laissons donc de côté vitamines et éléments minéraux, qui feront l'objet d'autres publications, pour nous consacrer à ce que nous appellerons les "principes énergétiques de base" : protides, lipides et glucides.

Voici, pour mieux fixer les idées, la répartition moyenne de ces éléments dans 18 aliments que nous risquons de trouver chaque jour sur la table (voir tableau page suivante).

Le poids en grammes de protides, de lipides et de glucides indiqués dans ce tableau concerne des "aliments moyens" de chaque catégorie. Il est évident que les proportions peuvent varier selon que, dans la viande de bœuf, on considère un morceau de bavette ou de cœur et dans les légumes du chou ou du concombre.

Les protides, les lipides et les glucides sont donc les éléments de base pour faire fonctionner la machine humaine. Nous laisserons de côté les lipides (c'est-à-dire les graisses) et les glucides (c'est-à-dire les sucres) pour nous consacrer aux protides qui, comme nous l'avons vu, sont la seule source des acides aminés, ces composants indispensables à la vie.

ALIMENTS (pour 100 g comestibles)	Protides (en g)	Lipides (en g)	Glucides (en g)
VIANDE			
de boeuf	17	20	0,5
de veau	19	10	0,5
de mouton	17	19	0
de porc	16	25	0,5
LAITAGES			
lait de vache entier	3,5	4	4,6
fromage frais	8,5	7	4
fromage à pâte molle	18	16	3
fromage à pâte dure	27	20	3
OEUFS de poule	13	12	0,6
POISSONS (en moyenne)	17	2	0
LEGUMES			
légumes secs	23	1,5	59
légumes frais	1,5	0,2	5
salades	1,2	0,2	3
pommes de terre	2	0,1	19
FRUITS FRAIS	1,2	0,5	17
CEREALES			
farine de blé	10	1,5	72
pain blanc	7	0,8	55
riz	2,4	0,6	25,4

D'ailleurs, lorsqu'on entreprend un régime amaigrissant, on tend à limiter la consommation de lipides et de glucides mais on s'efforce (lorsque l'on est raisonnable) de ne pas toucher à l'apport en protides. Ce qui est logique. Quand on restreint les apports en lipides (par exemple), l'organisme pour ses besoins va les puiser dans les réserves de graisses -

d'où perte de poids et affinement de la silhouette. Si, par contre, on réduit inconsidérément l'apport en protides, que va-t-il se passer ? Les acides aminés dont ils sont "extraits" vont faire défaut et, comme l'organisme stocke peu les acides aminés, il va devoir, pour se procurer ceux dont il a besoin, détruire les protéines qui composent les cellules.

La nature étant bien faite, ce processus de "récupération" des acides aminés indispensables dans l'instant ne se produira pas n'importe comment. Pas question de s'attaquer aux organes vitaux - le cœur, le cerveau, etc. - mais de prélever où c'est le moins nécessaire à la vie de l'individu : les muscles, le foie, par exemple.

On a pesé les organes de personnes mortes de dénutrition et on s'est aperçu que le cœur et le cerveau n'avaient pas varié de poids alors que le corps était devenu fantomatique.

L'apport de protides à l'organisme est donc indispensable... et même d'ailleurs dans le cas d'un régime amaigrissant puisque nous avons vu que certains acides aminés intervenaient dans la combustion des graisses de l'organisme.

Question: combien faut-il apporter de protides chaque jour à notre organisme pour qu'il fonctionne correctement ?

Réponse : tout dépend de l'âge et des besoins.

MIEUX VIVRE GRACE AUX ACIDES AMINES

A peu de chose près, tous les nutritionnistes du monde sont d'accord sur un apport minimum et quotidien de protides qui est le suivant (chiffres établis par la "Food and Nutrition Board of the National Academy of Sciences-National Research Council" des Etats-Unis) :

Catégorie	Age	Poids	Qtés de protéines recommandées/j. (en g)
Enfants	1/3	14 kg	23
	4/6	22 kg	30
	7/10	31 kg	34
Garçons	11/14	49 kg	45
	15/18	72 kg	56
Filles	11/14	50 kg	46
	15/18	60 kg	46
Adultes Hommes	19/22	77 kg	56
	23/50	77 kg	56
	51 et +	77 kg	56
Femmes	19/22	60 kg	44
	23/50	60 kg	44
	51 et +	60 kg	44
Femmes en période d'allaitement			+ 30

Nous venons de voir les besoins - quotidiens - en protides pour les individus comme vous et moi dans la vie banale de tous les jours. On dort, on se réveille, on travaille, on mange, on travaille, on mange et on dort.

Dans le meilleur des cas, en supposant que votre alimentation vous apporte les protides nécessaires au fonctionnement de la "machine", tout devrait bien se passer.

Hélas! le "meilleur des cas" n'est pas toujours aussi évident qu'il pourrait y paraître.

Nous ne naissons pas en "bonne santé". Nous avons un "passif", une hérédité. Malgré les efforts de nos parents, nous avons souvent accumulé des déséquilibres que nous avons accentués au fur et à mesure de notre existence. Dérèglements nerveux, insomnies, irritabilité, obésité, usure organique, vieillissement précoce, etc.

Dans ces conditions, il est nécessaire de surveiller particulièrement l'apport en protides car ce sont eux, et les acides aminés qu'ils contiennent, qui vont permettre au corps humain de se maintenir en bonne forme et de compenser les troubles qui, sinon, ne feraient que s'aggraver.

Pour vous donner une idée de la quantité d'aliments qu'il faut consommer pour obtenir 20 g de protides, voici une liste d'aliments courants avec la quantité à manger (moins de la moitié de la quantité est nécessaire chaque jour, voir liste page suivante).

Gruyère	70 g	Biscottes	205 g
Légumes secs	75 g	Petits suisses 40%	210 g
Thon en boîte	70 g	Pain	235 g
Salami	85 g	Carré Gervais	240 g
Viande cheval crue	90 g	Riz	245 g
Sardines à l'huile	95 g	Petits pois	300 g
Poulet rôti	100 g	Yaourt nature	500 g
Veau	105 g	Champignons de Paris	500 g
Veau	105 g	Yaourt 0%	570 g
Camembert	100 g	Lait de vache	605 g
Porc mi-gras	112 g	Haricots verts	830 g
Bœuf cru	120 g	Pommes de terre	1000 g
Cabillaud	120 g	Carottes	1815 g
Pâtes aux œufs	140 g	Bananes	1540 g
Œufs entiers	155 g	Oranges	2220 g
Saucisse de porc	185 g	Raisin	2500 g

Tous les acides aminés n'ayant pas exactement le même rôle dans l'organisme, l'idéal serait de choisir nos aliments en fonction de leur teneur en acides aminés afin d'obtenir des résultats bien déterminés.

Nous allons donc examiner maintenant l'apport des aliments en acides aminés essentiels et non essentiels.

Avant d'examiner l'apport des aliments les plus courants dans les différents acides aminés, voici un petit tableau de référence donnant la répartition idéale des 8 acides aminés essentiels dans un aliment supposé "idéalement constitué" avec en comparaison 3 aliments pris au hasard mais néanmoins réputés riches en acides aminés.

OU TROUVER LES ACIDES AMINES ?

	Aliment de référence	Blé complet	Soja	Lait de vache
Thréonine	11,1	8,9	9,8	9,4
Valine	13,9	13,5	12,2	12,3
Leucine	19,4	20,4	19,8	20,2
Isoleucine	11,1	10,0	11,6	10,0
Lysine	15,3	8,7	16,2	16,5
Méthionine	9,7	12,3	6,6	7,0
Phénylalanine	16,7	22,9	20,6	21,5
Tryptophane	2,8	3,3	3,3	3,0
Total Protides	100,0	56,9	68,0	72,2

Pour continuer, nous allons reprendre nos dix-huit aliments de base (voir p.44) dont la teneur en acides aminés a été déterminée par les chercheurs américains et anglais. Les indications - en grammes - pour chacun des acides aminés concernent 100 grammes de la partie comestible de chacun des aliments.

VIANDE DE BŒUF

Acides aminés essentiels		Acides aminés non essentiels	
Isoleucine	1,00 g	Asparagine	1,80 g
Leucine	1,50 g	Glutamine	2,80 g
Lysine	1,60 g	Alanine	1,00 g
Méthionine	0,50 g	Arginine	1,20 g
Phénylalanine	0,80 g	Cystine	0,20 g
Thréonine	0,80 g	Glycine	1,20 g
Tryptophane	0,20 g	Histidine	0,70 g
Valine	1,00 g	Proline	0,90 g
		Sérine	0,80 g
		Tyrosine	0,60 g

Observations *: Avec au total 18,6 grammes d'acides aminés pour 100 grammes de viande, le bœuf (mais qui en aurait douté ?) est un excellent fournisseur de ces éléments essentiels pour l'organisme. Il est en particulier intéressant pour l'apport en Leucine, Lysine, Valine et Glutamine. Par contre, la viande de bœuf est relativement pauvre en Tryptophane.*

VIANDE DE VEAU

Acides aminés essentiels		Acides aminés non essentiels	
Isoleucine	1,00 g	Asparagine	1,90 g
Leucine	1,40 g	Glutamine	3,00 g
Lysine	1,60 g	Alanine	1,10 g
Méthionine	0,40 g	Arginine	1,20 g
Phénylalanine	0,80 g	Cystine	0,20 g
Thréonine	0,80 g	Glycine	0,90 g
Tryptophane	0,20 g	Histidine	0,60 g
Valine	1,00 g	Proline	0,90 g
		Sérine	0,80 g
		Tyrosine	0,70 g

Observations *: Avec 18,5 grammes d'acides aminés pour 100 grammes, la viande de veau se trouve dans le peloton de tête de nos aliments, pratiquement à égalité avec la viande de bœuf. Bon apport en Leucine, Lysine, Valine et Glutamine (meilleur même que le bœuf). C'est une viande assez pauvre en Tryptophane mais cet acide aminé ne se trouve guère dans nos produits de consommation courante. Si le veau n'est pas "aux hormones" on peut donc le choisir au même titre que le bœuf.*

VIANDE DE MOUTON

Acides aminés essentiels		Acides aminés non essentiels	
Isoleucine	0,90 g	Asparagine	1,60 g
Leucine	1,30 g	Glutamine	2,60 g
Lysine	1,40 g	Alanine	1,00 g
Méthionine	0,40 g	Arginine	1,20 g
Phénylalanine	0,70 g	Cystine	0,20 g
Thréonine	0,80 g	Glycine	1,00 g
Tryptophane	0,20 g	Histidine	0,50 g
Valine	0,80 g	Proline	0,80 g
		Sérine	0,70 g
		Tyrosine	0,60 g

***Observations :** Tout en étant une bonne source de protides, la viande de mouton est quand même moins intéressante que le bœuf ou le veau pour son apport en acides aminés (16,7 grammes pour 100 grammes). Elle ne prime sur le bœuf pour aucun d'entre eux.*

VIANDE DE PORC

Acides aminés essentiels		Acides aminés non essentiels	
Isoleucine	0,70 g	Asparagine	1,30 g
Leucine	1,00 g	Glutamine	2,00 g
Lysine	1,20 g	Alanine	0,60 g
Méthionine	0,30 g	Arginine	0,90 g
Phénylalanine	0,60 g	Cystine	0,20 g
Thréonine	0,70 g	Glycine	0,70 g
Tryptophane	0,20 g	Histidine	0,50 g
Valine	0,70 g	Proline	0,60 g
		Sérine	0,60 g
		Tyrosine	0,70 g

***Observations** : Avec 13,5 grammes d'acides aminés pour 100 grammes de viande, le porc est le moins intéressant pour les "carnassiers". Comme on pourrait s'en douter, c'est par contre la viande la plus riche en lipides. Elle apporte moins que les autres viandes de chacun des acides aminés mais il faut souligner en particulier son déficit par rapport au bœuf en Leucine, Méthionine et Glutamine.*

LAIT DE VACHE

Acides aminés essentiels		Acides aminés non essentiels	
Isoleucine	0,20 g	Asparagine	0,20 g
Leucine	0,35 g	Glutamine	0,80 g
Lysine	0,30 g	Alanine	0,10 g
Méthionine	0,09 g	Arginine	0,10 g
Phénylalanine	0,17 g	Cystine	0,03 g
Thréonine	0,16 g	Glycine	0,07 g
Tryptophane	0,06 g	Histidine	0,09 g
Valine	0,20 g	Proline	0,40 g
		Sérine	0,20 g
		Tyrosine	0,17 g

***Observations** : Arrivant en douzième place dans notre classement avec un apport en acides aminés de 3,7 grammes pour 100 grammes, le lait de vache ne saurait être considéré comme un aliment exceptionnel. Il faudrait lui préférer le lait de renne mais c'est presque introuvable... Par chance, le lait de vache est intéressant pour son apport en certains éléments minéraux.*

FROMAGE FRAIS

Acides aminés essentiels		Acides aminés non essentiels	
Isoleucine	0,50 g	Asparagine	0,00 g
Leucine	0,90 g	Glutamine	0,00 g
Lysine	0,70 g	Alanine	0,00 g
Méthionine	0,20 g	Arginine	0,30 g
Phénylalanine	0,50 g	Cystine	0,08 g
Thréonine	0,40 g	Glycine	0,00 g
Tryptophane	0,08 g	Histidine	0,30 g
Valine	0,50 g	Proline	0,00 g
		Sérine	0,00 g
		Tyrosine	0,40 g

***Observations** : A peine plus riche que le lait en acides aminés, le fromage frais est surtout intéressant pour certains éléments minéraux (calcium) et vitamines qu'il contient.*

FROMAGE A PATE MOLLE

Acides aminés essentiels		Acides aminés non essentiels	
Isoleucine	1,30 g	Asparagine	1,20 g
Leucine	2,00 g	Glutamine	5,60 g
Lysine	1,40 g	Alanine	0,60 g
Méthionine	0,50 g	Arginine	0,70 g
Phénylalanine	1,00 g	Cystine	0,10 g
Thréonine	0,70 g	Glycine	0,30 g
Tryptophane	0,30 g	Histidine	0,70 g
Valine	1,20 g	Proline	2,50 g
		Sérine	1,30 g
		Tyrosine	1,00 g

***Observations** : Les amateurs de brie, de camembert ou de livarot qui veulent enrichir leur alimentation en acides aminés n'ont pas intérêt à changer leurs habitudes alimentaires. Ces fromages en contiennent beaucoup et arrivent même en seconde place sur notre liste avec un total de 22,4 grammes pour 100 grammes. Surtout riches en Glutamine, ils sont aussi intéressants pour leur teneur en Isoleucine, Leucine, Phénylalanine et même Tryptophane.*

FROMAGE A PATE DURE

Acides aminés essentiels		Acides aminés non essentiels	
Isoleucine	2,00 g	Asparagine	1,70 g
Leucine	3,00 g	Glutamine	8,00 g
Lysine	2,00 g	Alanine	0,80 g
Méthionine	0,80 g	Arginine	1,00 g
Phénylalanine	1,50 g	Cystine	0,20 g
Thréonine	1,00 g	Glycine	0,50 g
Tryptophane	0,40 g	Histidine	0,90 g
Valine	2,00 g	Proline	3,50 g
		Sérine	1,80 g
		Tyrosine	1,50 g

***Observations** : Ces aliments (cantal, hollande, gruyère, etc.) arrivent en tête de notre liste pour leur apport en acides aminés avec 32,6 grammes pour 100 grammes. Ils sont "recordmen" pour leur teneur en Isoleucine, Leucine, Lysine, Méthionine, Phénylalanine, Glutamine et même le Tryptophane.*

ŒUF DE POULE

Acides aminés essentiels		Acides aminés non essentiels	
Isoleucine	0,80 g	Asparagine	0,90 g
Leucine	1,10 g	Glutamine	1,60 g
Lysine	0,80 g	Alanine	0,00 g
Méthionine	0,40 g	Arginine	0,80 g
Phénylalanine	0,70 g	Cystine	0,30 g
Thréonine	0,60 g	Glycine	0,90 g
Tryptophane	0,20 g	Histidine	0,30 g
Valine	0,90 g	Proline	0,50 g
		Sérine	1,00 g
		Tyrosine	0,50 g

***Observations :** Parfaitement équilibré, riche en vitamines mais surtout en éléments minéraux, l'œuf de poule sert de référence à ceux qui s'intéressent à la diététique. S'il ne bat pas de record dans notre liste, il apporte néanmoins à l'organisme un certain nombre d'acides aminés de très bonne qualité.*

POISSONS

Acides aminés essentiels		Acides aminés non essentiels	
Isoleucine	0,90 g	Asparagine	1,60 g
Leucine	1,40 g	Glutamine	2,20 g
Lysine	1,50 g	Alanine	0,00 g
Méthionine	0,50 g	Arginine	1,00 g
Phénylalanine	0,70 g	Cystine	0,20 g
Thréonine	0,80 g	Glycine	1,00 g
Tryptophane	0,20 g	Histidine	0,00 g
Valine	0,50 g	Proline	1,00 g
		Sérine	0,60 g
		Tyrosine	0,50 g

***Observations** : De nos jours les médecins, les spécialistes de la nutrition font grand cas du poisson. On lui reconnaît même le privilège de faire baisser le taux de cholestérol. Pauvre en graisses, ne contenant pas de sucres, il n'apporte en fait à l'organisme que des protides, des vitamines et des éléments minéraux. Dans notre classement pour l'apport en acides aminés, il arrive juste dans le peloton de la viande. Il est intéressant pour sa teneur en Lysine, Méthionine, Thréonine.*

LEGUMES SECS

Acides aminés essentiels		Acides aminés non essentiels	
Isoleucine	1,30 g	Asparagine	1,50 g
Leucine	2,00 g	Glutamine	3,70 g
Lysine	1,70 g	Alanine	1,30 g
Méthionine	0,20 g	Arginine	1,40 g
Phénylalanine	1,20 g	Cystine	0,30 g
Thréonine	1,00 g	Glycine	0,40 g
Tryptophane	0,20 g	Histidine	0,70 g
Valine	1,40 g	Proline	1,00 g
		Sérine	1,20 g
		Tyrosine	0,90 g

***Observations** : Quand on parle alimentation, on néglige volontiers les légumes secs pour s'intéresser à des aliments "plus nobles". Dans le cas qui nous occupe, l'apport en acides aminés, c'est à coup sûr une erreur. En effet, avec 21,4 grammes d'acides aminés pour 100 grammes, les légumes secs arrivent en troisième position, devant la viande. Certains d'entre eux riches en Isoleucine, Lysine, Thréonine, Valine, sont plus pauvres en d'autres, ce qui ne manque pas d'intérêt pour équilibrer un régime. Mais nous aurons l'occasion d'y revenir.*

LEGUMES FRAIS

Acides aminés essentiels		Acides aminés non essentiels	
Isoleucine	0,04 g	Asparagine	0,00 g
Leucine	0,06 g	Glutamine	0,00 g
Lysine	0,07 g	Alanine	0,00 g
Méthionine	0,013 g	Arginine	0,10 g
Phénylalanine	0,03 g	Cystine	0,00 g
Thréonine	0,04 g	Glycine	0,02 g
Tryptophane	0,01 g	Histidine	0,00 g
Valine	0,04 g	Proline	0,00 g
		Sérine	0,00 g
		Tyrosine	0,03 g

***Observations** : Arrivant en bas du tableau, il ne faut pas compter sur les légumes frais pour nourrir l'organisme en acides aminés. Les quantités que l'on trouve dans un chou vert, par exemple, sont symboliques... Comme chacun le sait, par contre, il faut manger des légumes frais. Mais pour y trouver autre chose : des éléments minéraux dont nous avons également bien besoin.*

SALADES

Acides aminés essentiels		Acides aminés non essentiels	
Isoleucine	0,00 g	Asparagine	0,00 g
Leucine	0,00 g	Glutamine	0,00 g
Lysine	0,07 g	Alanine	0,00 g
Méthionine	0,004 g	Arginine	0,00 g
Phénylalanine	0,00 g	Cystine	0,00 g
Thréonine	0,04 g	Glycine	0,00 g
Tryptophane	0,012 g	Histidine	0,00 g
Valine	0,00 g	Proline	0,00 g
		Sérine	0,00 g
		Tyrosine	0,00 g

Observations *: Avant-dernières de notre classement, les salades sont surtout là à titre comparatif car elles ne contiennent en moyenne qu'un dixième de gramme d'acides aminés pour 100 grammes !... Beaucoup d'eau, des éléments minéraux, des vitamines : c'est leur rôle dans l'alimentation.*

POMMES DE TERRE

Acides aminés essentiels		Acides aminés non essentiels	
Isoleucine	0,09 g	Asparagine	0,00 g
Leucine	0,10 g	Glutamine	0,20 g
Lysine	0,10 g	Alanine	0,10 g
Méthionine	0,02 g	Arginine	0,10 g
Phénylalanine	0,09 g	Cystine	0,02 g
Thréonine	0,80 g	Glycine	0,00 g
Tryptophane	0,03 g	Histidine	0,03 g
Valine	0,10 g	Proline	0,07 g
		Sérine	0,08 g
		Tyrosine	0,04 g

Observations *: Malgré l'engouement pour ce légume, on ne peut pas dire que ce soit un aliment remarquable - en particulier pour son apport en acides aminés : à peine 2 grammes pour 100 grammes. A part des glucides (52 grammes pour 100 grammes sous forme de frites) la pomme de terre n'apporte pas grand-chose à l'organisme.*

FRUIT FRAIS

Acides aminés essentiels		Acides aminés non essentiels	
Isoleucine	0,00 g	Asparagine	0,00 g
Leucine	0,00 g	Glutamine	0,00 g
Lysine	0,02 g	Alanine	0,00 g
Méthionine	0,002 g	Arginine	0,00 g
Phénylalanine	0,00 g	Cystine	0,00 g
Thréonine	0,00 g	Glycine	0,00 g
Tryptophane	0,003 g	Histidine	0,00 g
Valine	0,00 g	Proline	0,00 g
		Sérine	0,00 g
		Tyrosine	0,00 g

***Observations** : Dans une orange (fruit considéré comme "riche" en protides - mais tout est relatif), on trouve donc comme acides aminés une trace de Lysine, de Méthionine et de Tryptophane. Pour alimenter les cellules, c'est insuffisant. Heureusement que, lorsque vous mangez une orange, vous y trouvez du calcium, du potassium, différents autres éléments minéraux et vitamines !*

FARINE DE BLE

Acides aminés essentiels		Acides aminés non essentiels	
Isoleucine	0,40 g	Asparagine	0,00 g
Leucine	0,80 g	Glutamine	0,00 g
Lysine	0,20 g	Alanine	0,00 g
Méthionine	0,16 g	Arginine	0,00 g
Phénylalanine	0,50 g	Cystine	0,00 g
Thréonine	0,20 g	Glycine	0,00 g
Tryptophane	0,10 g	Histidine	0,00 g
Valine	0,40 g	Proline	0,00 g
		Sérine	0,00 g
		Tyrosine	0,00 g

***Observations** : Avec 2,76 grammes d'acides aminés pour 100 grammes, la farine de blé n'est pas la meilleure source pour nourrir l'organisme. Si elle contient, en petite quantité, des acides aminés essentiels, elle n'en contient pas, par contre, de non essentiels.*

PAIN BLANC

Acides aminés essentiels		Acides aminés non essentiels	
Isoleucine	0,30 g	Asparagine	0,00 g
Leucine	0,60 g	Glutamine	0,00 g
Lysine	0,17 g	Alanine	0,00 g
Méthionine	0,12 g	Arginine	0,00 g
Phénylalanine	0,40 g	Cystine	0,00 g
Thréonine	0,20 g	Glycine	0,00 g
Tryptophane	0,07 g	Histidine	0,00 g
Valine	0,30 g	Proline	0,00 g
		Sérine	0,00 g
		Tyrosine	0,00 g

***Observations** : Il ne faut pas manger que du pain pour espérer fournir à l'organisme les acides aminés dont il a besoin. Il contient beaucoup de sucres mais peu de protides.*

RIZ

Acides aminés essentiels		Acides aminés non essentiels	
Isoleucine	0,35 g	Asparagine	0,00 g
Leucine	0,60 g	Glutamine	2,60 g
Lysine	0,30 g	Alanine	0,00 g
Méthionine	0,13 g	Arginine	0,40 g
Phénylalanine	0,40 g	Cystine	0,10 g
Thréonine	0,30 g	Glycine	0,50 g
Tryptophane	0,08 g	Histidine	0,10 g
Valine	0,60 g	Proline	0,40 g
		Sérine	0,40 g
		Tyrosine	0,35 g

Observations *: Même si le riz est à la base de l'alimentation dans de nombreux pays, ce n'est pas non plus un aliment de première catégorie - surtout pour son apport en acides aminés. Au choix, il serait plus riche cru que cuit. Mais qui mange du riz cru ?*

La Carnitine

Nous avons parlé de la Carnitine dans le chapitre précédent et, bien que nous puissions ranger cet élément dans les acides aminés puisque, comme nous l'avons vu, il est composé par deux acides aminés, trois vitamines et un minéral, les lecteurs intéressés pourraient se demander où trouver la Carnitine.

La réponse est simple : dans l'alimentation à condition d'apporter à l'organisme tout ce dont il a besoin pour synthétiser la Carnitine : Méthionine, Lysine, vitamine C, vitamine PP, vitamine B6 et Fer. En dehors des acides aminés dont nous venons de parler, il faut rappeler que la vitamine C (ou acide ascorbique) se trouve entre autres dans les fruits et légumes, le ris de veau, le foie de veau, de porc, de bœuf, etc. La vitamine PP est présente dans la viande, les volailles, le poisson. La vitamine B6 dans les céréales, la levure, les fruits et légumes, la viande rouge, le jaune d'œuf, etc. Enfin, le Fer se trouve également dans la viande rouge, les légumes verts, les haricots, etc.

La Carnitine est donc synthétisée à partir de ces éléments dans le foie et les reins. Il est néanmoins possible de trouver dans l'alimentation de la Carnitine déjà synthétisée, dans la mesure où l'organisme des animaux que nous pouvons consommer a déjà "fait le travail".

En dehors des réserves pouvant être émises concernant la consommation de viandes (nous y reviendrons), voici à titre indicatif la teneur en Carnitine de certains aliments carnés en milligrammes pour 100 grammes de la partie comestible :

Mouton	210,00 mg
Agneau	78,00 mg
Bœuf	64,00 mg
Poulet	7,50 mg
Foie d'agneau	2,60 mg

Il existe des produits dans le commerce qui permettent un apport en Carnitine comme "Arkotonic" qui se présente sous forme de gélules.

7

LES ALIMENTS CHAMPIONS

Nous venons de voir la quantité de protides et d'acides aminés que l'on peut espérer trouver dans les aliments de consommation courante. A côté du beefsteak - pommes frites - salade, il existe d'autres aliments pouvant apporter à l'organisme des protides (et par suite des acides aminés) susceptibles d'intéresser tous ceux qui ont l'intention de modifier leur alimentation pour compenser certains déficits ou certaines carences responsables des troubles que nous avons évoqués.

Pour commencer, vous trouverez dans la liste ci-dessous les aliments que l'on peut qualifier "d'hyper-protidiques" car ils contiennent plus de 20 grammes de protides pour 100 grammes de partie comestible.

LES ALIMENTS "HYPER-PROTIDIQUES"

- Gélatine	86 g
- Blanc d'œuf en poudre	86 g
- Caséine lactique	83 g
- Gluten	80 g

Cités à titre de curiosité, on ne peut guère considérer ces "ingrédients" comme des aliments. Super-hyper-protidiques - et voulus ainsi - ils peuvent servir au mieux à la garniture des plats (la gélatine qui est en particulier extraite des os) ou à la fabrication d'enveloppes médicamenteuses (le gluten qui est un résidu de farines de céréales). On utilise surtout ces produits dans l'industrie : fabrication de colles, de papiers peints, de contreplaqués, etc. Au demeurant, leur intérêt comme "fournisseurs" d'acides aminés ne saurait être évident car ils sont souvent par trop déséquilibrés).

LES ALIMENTS CHAMPIONS

- Morue séchée	75 g
- Farine de poisson	72 g
- Œufs en poudre	46 g
- Farine de soja deshuilé	46 g
- Levure sèche	45 g
- Gélatine de porc	43 g
- Parmesan	40 g
- Lait en poudre écrémé	38 g
- Farine de soja non déshuilé	38 g
- Soja (grains entiers secs)	35 g
- Livarot (fromage)	31 g
- Poudre de jaune d'œuf	31 g
- Comté (fromage)	30 g
- Gruyère	29 g
- Fromage de Hollande	29 g
- Germe d'orge	29 g
- Emmenthal	28 g
- Beurre de cacahuètes	28 g
- Boudin	28 g
- Viande de lièvre	28 g
- Graines de tournesol	27 g
- Cacahuètes grillées	27 g
- Thon	27 g
- Morue salée	26 g
- Germe de blé	25 g
- Corned-beef	25 g
- Saucisson	25 g
- Canard sauvage	25 g
- Faisan	25 g
- Perdrix	25 g
- Thon en conserve	25 g

- Lait en poudre entier	25 g
- Fromages dits "bleus"	24 g
- Lentilles	24 g
- Salami	24 g
- Caviar (œufs d'esturgeon)	24 g
- Œufs de morue	24 g
- Saint-Paulin (fromage)	24 g
- Roquefort	23 g
- Fèves	23 g
- Haricots secs	23 g
- Pois secs	23 g
- Andouillette	23 g
- Hareng fumé	23 g
- Cantal (fromage)	23 g
- Pont-l'Evêque	23 g
- Truite arc-en-ciel	22 g
- Pois cassés	22 g
- Jambon cuit	22 g
- Rillettes	22 g
- Canard domestique	22 g
- Dinde	22 g
- Pigeon	22 g
- Crevettes	21 g
- Cacao sec en poudre	21 g
- Pistaches grillées	21 g
- Viande de cheval	21 g
- Foie de mouton	21 g
- Sanglier	21 g
- Poulet	21 g
- Sardine	21 g
- Munster (fromage)	21 g

Cette liste d'aliments super-protidiques ou riches en protides prouve qu'il ne faut pas se fier aux idées toutes faites comme celle qui prétend que protides = viande et que viande = protides. Les viandes, dont nous avons examiné plus haut l'apport en protides, sont toutes en dessous de la barre des 20 grammes de protides pour 100 grammes.

Cela dit, il ne faut pas se servir de cette liste pour se "gaver" de protides chaque jour en pensant ainsi apporter à l'organisme tous les acides aminés dont il a besoin. L'excès en tout est nuisible. Et c'est aussi valable pour les éléments minéraux et pour les vitamines.

Prenons un exemple : vous êtes chasseur, amateur de gibier et vous constatez en parcourant cette liste que le gibier à poil peut vous apporter 25 grammes de protides pour 100 grammes de viande. Comme vos besoins de protides, compte tenu de votre âge, sont de 56 grammes par jour, vous mangez du gibier midi et soir sans vous priver. Et vous vous retrouverez avec une crise de goutte car l'excès de Glycine contenue dans le gibier produit un excès d'acide urique.

Ce n'est pas simple de bien s'alimenter!...

D'autant plus que les aliments ne contiennent pas tous la même proportion d'acides aminés. Certains sont déficitaires en Méthionine, d'autres en Tryptophane - ce qui peut provoquer dans l'organisme des excès ou des carences.

Les acides aminés par aliment

Nous allons, à présent, établir un nouveau tableau : celui de la répartition des acides aminés par aliment en prenant les viandes comme base de référence. Nous laisserons donc de côté tous les aliments contenant, pour chacun des douze acides aminés principaux, moins de la quantité contenue dans les viandes (bœuf, veau, mouton et porc) et nous ne prendrons en considération que ceux qui en contiennent davantage.

La liste d'aliments ayant servi à établir ce classement est forcément incomplète - mais comment prendre en compte tout ce qui est "mangé" à travers le monde? Non seulement les analyses pour tous les aliments de la terre n'ont pas été réalisées mais, si cela était, il faudrait un volume complet pour tous les énumérer!... En outre, dans nos contrées, il n'apparaît pas d'une importance vitale de connaître la teneur en Méthionine ou en Tryptophane de la viande de phoque, du manioc, de la chair de serpent ou des sauterelles grillées...

Ce classement des aliments à forte teneur en acides aminés repose (comme les précédents classements) sur les travaux de spécialistes français, anglais et américains. Ceci explique que vous trouverez souvent cité, par exemple, le "beurre de cacahuète" (qui est un aliment intéressant pour notre démonstration) même s'il n'est guère consommé en Europe.

Vous serez peut-être également surpris de trouver citée (et en très bonne place) la farine de soja très riche en protides et par suite en acides aminés. En France, la farine de soja est davantage utilisée pour l'alimentation du bétail plus que des humains. Peut-être à tort... De toute façon, on trouve dans les rayons "diététique" des magasins de la farine de soja, des graines de soja ainsi que des dérivés. De plus, le soja entre dans la composition de certains compléments alimentaires vendus dans les boutiques spécialisées.

Il en est de même de la levure de bière qui peut servir avec succès de complément alimentaire apportant des acides aminés nécessaires au bon équilibre général.

Voici donc, en milligrammes, la quantité des douze principaux acides aminés que vous pouvez trouver pour 100 grammes de la partie comestible des aliments les plus riches.

ISOLEUCINE

(La viande apporte en moyenne 1.000 milligrammes de cet acide aminé pour 100 grammes.)

Farine de soja	2.500 mg
Levure de bière sèche	2.500 mg
Lait écrémé sec	2.271 mg
Fromage à pâte dure	2.000 mg
Fromage à pâte molle	1.563 mg
Cacahuète	1.266 mg
Dinde	1.260 mg
Beurre de cacahuète	1.228 mg
Poulet rôti	1.088 mg
Saumon en conserve	1.025 mg

LEUCINE

(La viande apporte en moyenne 1.500 milligrammes de cet acide aminé pour 100 grammes.)

Farine de soja	3.600 mg
Lait écrémé sec	3.493 mg
Levure de bière sèche	3.300 mg
Fromage à pâte dure	3.000 mg
Fromage à pâte molle	2.262 mg
Légumes secs	2.000 mg
Cacahuète	1.872 mg
Dinde	1.836 mg
Fromage égoutté	1.826 mg
Beurre de cacahuète	1.816 mg
Foie de veau	1.754 mg
Saumon en conserve	1.526 mg

LYSINE

(La viande apporte en moyenne 1.600 milligrammes de cet acide aminé pour 100 grammes.)

Levure de bière sèche	3.300 mg
Farine de soja	2.900 mg
Lait écrémé sec	2.768 mg
Dinde	2.173 mg
Fromage à pâte dure	2.000 mg
Poulet rôti	1.810 mg
Saumon en conserve	1.771 mg
Fromage à pâte molle	1.702 mg
Légumes secs	1.700 mg
Flétan frais	1.631 mg

METHIONINE

(La viande apporte en moyenne 500 milligrammes de cet acide aminé pour 100 grammes.)

Lait écrémé sec	870 mg
Levure de bière sèche	800 mg
Fromage à pâte dure	800 mg
Dinde	664 mg
Fromage à pâte molle	604 mg
Farine de soja	600 mg
Saumon en conserve	588 mg
Flétan frais	542 mg
Egiefin frais	530 mg
Saumon frais	507 mg

PHENYLALANINE

(La viande apporte en moyenne 800 milligrammes de cet acide aminé pour 100 grammes.)

Farine de soja	2.300 mg
Levure de bière sèche	1.900 mg
Lait écrémé sec	1.724 mg
Cacahuète	1.557 mg
Beurre de cacahuète	1.510 mg
Fromage à pâte dure	1.500 mg
Fromage à pâte molle	1.244 mg
Dinde	960 mg
Foie de veau	958 mg
Grain soufflé (avoine, maïs)	933 mg
Fromage égoutté	917 mg
Poulet rôti	811 mg

THREONINE

(La viande apporte en moyenne 800 milligrammes de cet acide aminé pour 100 grammes.)

Levure de bière sèche	2.300 mg
Farine de soja	1.800 mg
Lait écrémé sec	1.641 mg
Dinde	1.014 mg
Fromage à pâte dure	1.000 mg
Légumes secs	1.000 mg
Poulet rôti	877 mg
Saumon en conserve	876 mg
Fromage à pâte molle	862 mg
Cacahuète	828 mg
Flétan frais	806 mg
Beurre de cacahuète	803 mg

TRYPTOPHANE

(La viande apporte en moyenne 200 milligrammes de cet acide aminé pour 100 grammes.)

Levure de bière sèche	600 mg
Farine de soja	600 mg
Lait écrémé sec	502 mg
Fromage à pâte dure	400 mg
Cacahuète	340 mg
Beurre de cacahuète	330 mg
Fromage à pâte molle	316 mg
Foie de veau	286 mg
Poulet rôti	250 mg
Œuf de poule	211 mg

VALINE

(La viande apporte en moyenne 1.000 milligrammes de cet acide aminé pour 100 grammes).

Levure de bière sèche	2.600 mg
Lait écrémé sec	2.444 mg
Farine de soja	2.400 mg
Fromage à pâte dure	2.000 mg
Fromage à pâte molle	1.655 mg
Cacahuète	1.532 mg
Beurre de cacahuète	1.487 mg
Légumes secs	1.400 mg
Foie de veau	1.195 mg
Dinde	1.187 mg
Saumon en conserve	1.076 mg
Poulet rôti	1.012 mg

ARGININE

(La viande apporte en moyenne 1.200 milligrammes de cet acide aminé pour 100 grammes.)

Farine de soja	3.300 mg
Cacahuète	3.296 mg
Beurre de cacahuète	3.198 mg
Noix	2.287 mg
Levure de bière sèche	2.000 mg
Dinde	1.513 mg
Légumes secs	1.400 mg
Poulet rôti	1.302 mg
Lait écrémé sec	1.300 mg

CYSTINE

(La viande apporte en moyenne 200 milligrammes de cet acide aminé pour 100 grammes.)

Farine de soja	800 mg
Cacahuète	463 mg
Levure de bière sèche	450 mg
Beurre de cacahuète	449 mg
Dinde	330 mg
Noix	320 mg
Lait écrémé sec	318 mg
Flocons d'avoine	309 mg
Œuf de poule	300 mg
Légumes secs	300 mg
Poulet rôti	277 mg
Saumon en conserve	271 mg
Flétan frais	250 mg
Eglefin frais	245 mg
Pâtes	243 mg
Saumon frais	234 mg
Foie de veau	234 mg
Grain soufflé (avoine, maïs)	234 mg
Cabillaud frais	222 mg
Pâté de foie	203 mg

HISTIDINE

(La viande apporte en moyenne 700 milligrammes de cet acide aminé pour 100 grammes.)

Levure de bière sèche	1.150 mg
Farine de soja	1.100 mg
Lait écrémé sec	937 mg
Fromage à pâte dure	900 mg
Fromage à pâte molle	756 mg
Cacahuète	749 mg
Beurre de cacahuète	727 mg
Légumes secs	700 mg

TYROSINE

(La viande apporte en moyenne 700 milligrammes de cet acide aminé pour 100 grammes.)

Levure de bière sèche	2.400 mg
Lait écrémé sec	1.814 mg
Fromage à pâte dure	1.500 mg
Farine de soja	1.400 mg
Fromage à pâte molle	1.109 mg
Cacahuète	1.104 mg
Beurre de cacahuète	1.071 mg
Fromage égoutté	917 mg
Légumes secs	900 mg
Poulet rôti	725 mg
Foie de veau	711 mg

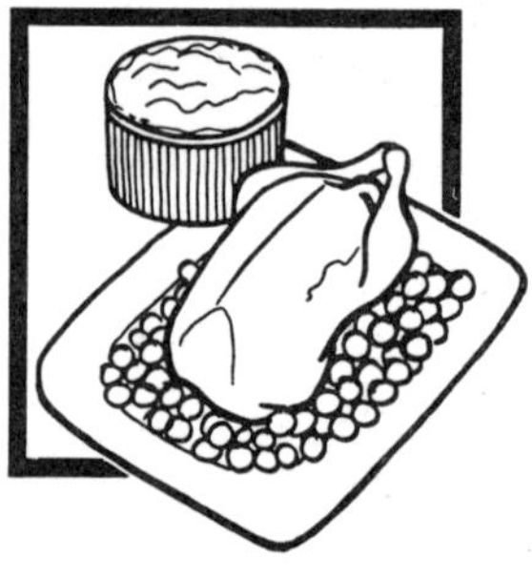

8

LE REGIME DES ACIDES AMINES

Comme nous l'avons vu, le rôle des acides aminés dans l'organisme consiste à fabriquer les cellules, à les régénérer, à les réparer, à participer à la défense de l'organisme contre les agressions extérieures, à aider le fonctionnement du cerveau, à servir d'agents de transmission, etc.

Les acides aminés sont apportés par les protides de l'alimentation. Celle-ci est plus ou moins riche en protides - nous venons de le voir - et les protides eux-mêmes sont plus ou moins riches en acides aminés.

Le régime idéal va donc consister à apporter à l'organisme des acides aminés en quantité suffisante pour couvrir ses besoins, tout en considérant que les besoins de chacun sont variables. Un homme dans la force de l'âge n'aura pas les mêmes besoins qu'un enfant, qu'une personne âgée, qu'une femme enceinte, qu'un convalescent ou, comme nous le verrons dans le chapitre suivant, qu'une personne souhaitant lutter contre la dépression ou le vieillissement.

MIEUX VIVRE
GRACE AUX ACIDES AMINES

Avant de préciser quel type d'acide aminé est recommandé dans tel ou tel cas, il est nécessaire de tracer les grandes lignes d'une alimentation équilibrée en protides.

Pour une alimentation équilibrée

Les besoins quotidiens d'une femme de 60 kilos ne présentant aucun caractère particulier sont de 44 grammes de protides par jour. Avec une portion de viande maigre (ou de volaille ou de poisson) l'apport est de 20 grammes. Une tasse de lait en fournit 9 grammes, une tranche de fromage 8 grammes, un œuf 6 grammes et un morceau de pain 2 grammes. Soit 45 grammes de protides : ce qui est suffisant pour couvrir les besoins de la journée, le reste de l'alimentation pouvant être constitué de légumes verts, de salades ou de fruits.

Viande, lait, œuf, fromage, pain : c'est un régime classique et varié. Pratiquement le régime parfait pour apporter à l'organisme les protides dont il a besoin dans des conditions normales. Il est évident que, si la viande n'est pas la seule source de protides et par suite d'acides aminés, sa présence en quantité suffisante dans l'alimentation est une garantie d'apport correct.

On sait par contre que la viande est productrice de toxines et qu'elle favorise des encrassements organiques, en particulier des artères. Pour cette raison - ou par goût - certaines personnes l'excluent de leur alimentation. D'autres, par philosophie ou par conviction, suppriment tous les aliments d'origine animale : non seulement la viande mais également le lait, les œufs, etc.

C'est à partir de là que des problèmes de carences ont des chances de se manifester.

Nous avons vu que les acides aminés étaient indispensables à la vie de l'organisme. On peut s'en priver pendant quelque temps : l'organisme puise alors dans ses réserves et va prendre les acides aminés dont il a besoin où ils se trouvent. Mais on ne peut pas supprimer durablement l'apport en protides sous peine d'aboutir à des troubles en cascade. Les cruelles images des peuples condamnés à la famine, en Afrique ou ailleurs, sont là pour illustrer les conséquences des graves carences en protides.

Sans aller jusque-là, il faut quand même insister sur les dangers d'une alimentation par trop déséquilibrée. Tous les spécialistes de la nutrition ont été confrontés à des cas d'enfants rachitiques ou souffrant de troubles sérieux à qui les parents, par quelque aberration, avaient imposé un régime végétarien ou frugivore strict.

Il est bien entendu possible de supprimer la viande de l'alimentation, et même tous les produits d'origine animale, mais il faut alors se montrer très vigilant afin de compenser les protides d'origine animale par des protides d'origine végétale.

Ces protides d'origine végétale peuvent être d'excellente qualité et apporter à l'organisme tous les acides aminés nécessaires mais il ne faut pas perdre de vue que leur composition en acides aminés est souvent plus déséquilibrée que dans les protides d'origine animale - normalement plus proches de la composition des protéines organiques. Ainsi, des expériences ont prouvé que les protides du blé, par exemple, n'avaient qu'une rentabilité de 30 % par rapport aux protides du lait.

En cas de régime végétarien, il est donc nécessaire de combiner différents aliments pour équilibrer l'apport en acides aminés et ne pas oublier qu'il faudra davantage de protides d'origine végétale qu'animales pour couvrir les besoins quotidiens.

Pour justifier la nécessité de bien combiner l'apport des différents acides aminés par l'alimentation (et surtout les acides aminés essentiels puisque l'organisme ne sait pas les fabriquer), il faut se souvenir que, s'il manque certains d'entre eux (même un seul) et que les autres se trouvent en quantité surabondante, les problèmes se poseront car tous les acides aminés sont nécessaires pour remplir leurs différentes fonctions. Si, par exemple, quatre acides aminés différents sont indispensables pour fabriquer les protéines d'une cellule donnée et si l'un d'entre eux fait défaut, les protéines ne pourront être constituées.

Les personnes qui suivent un régime varié comprenant viandes, céréales, produits laitiers, œufs, etc., n'ont en principe pas trop à se soucier pour l'apport protidique. Les différentes compositions des aliments que nous avons indiquées précédemment doivent leur servir de guide efficace pour bien équilibrer leur alimentation.

Ce qui va suivre, par contre, devrait intéresser celles qui ont opté pour un régime déséquilibré.

- Le régime lacto-ovo-végétarien

C'est-à-dire le régime de ceux dont l'alimentation comprend des végétaux, des produits laitiers et des œufs. Ce sont, bien sûr, les moins menacés par les carences en acides aminés (en dehors des partisans du régime général).

Pour obtenir une ration correcte de protides efficaces, ils peuvent envisager les mélanges suivants:

- Légumes secs + œufs (salades de haricots aux œufs, par exemple),
- Céréales + œufs (riz au lait),
- Céréales + œufs + lait (crème au riz et aux raisins)
- Graines + œufs + lait (omelette au fromage et aux graines de sésame).

- Le régime lacto-végétarien

Pour les "lacto-végétariens", c'est-à-dire consommant des végétaux et des produits laitiers mais pas d'œufs ni de viande, les mélanges suivants sont valables :

- Céréales + lait (flocons d'avoine au lait),
- Légumes secs + graines+lait (pois chiches et graines de sésame accompagnés d'une sauce au fromage),
- Légumes secs + noix+ lait (haricots et amandes avec une sauce à base de yaourt),

- Légumes secs + lait (soupe de lentilles au lait)
- Graines + lait (graine de sésame et fromage frais).

- Le régime végétarien

Pour ce qui est des végétaliens (ou végétariens stricts) qui refusent tout aliment d'origine animale, l'apport en protides sera plus délicat. On peut envisager les mélanges suivants:

- Légumes secs + céréales (haricots noirs + riz),
- Légumes secs + graines (soupe de pois chiches accompagnée de crackers aux graines de sésame),
- Légumes secs + noix (pois chiches au chili et aux noix).

Les exemples sont donnés à titre indicatif. Nul ne doute qu'avec un peu d'imagination les cordons-bleus, tout en suivant l'idée directrice, devraient trouver mieux...

Le principe, de toute façon, est d'associer un aliment pauvre en certains acides aminés avec un aliment riche de ces mêmes acides aminés. Par exemple, associer des céréales pauvres en Lysine mais riches en Méthionine avec des légumes secs qui, à l'inverse, sont plus riches en Lysine qu'en Méthionine.

Ces combinaisons "heureuses" sont variables à l'infini mais on peut citer, toujours à type d'exemple, comme bonnes associations : haricots secs et pain complet, macaronis au fromage, céréales complètes et lait, etc.

- *Pourquoi un régime végétarien ?*

Si une alimentation classique et variée doit, normalement, couvrir les besoins de l'organisme en acides aminés, certains lecteurs se demanderont pourquoi insister sur un régime végétarien plus délicat à "manipuler" au niveau de l'apport protidique.

La réponse est simple : nous avons déjà évoqué (et nous y reviendrons dans le chapitre suivant) l'utilisation des acides aminés en tant qu'agents thérapeutiques pour lutter contre certains troubles qui angoissent tant de personnes de nos jours : dépression, vieillissement prématuré, insomnie, pertes de mémoire, vulnérabilité au stress, auto-intoxication, etc.

Or - tous les spécialistes de la nutrition en conviennent - une alimentation trop riche en viande et en ses dérivés risque de déboucher sur une multitude de maux - voire de maladies - qui, eux-mêmes, pourront être à l'origine des troubles dont nous venons de parler.

Nous avons dit qu'un excès de viande (surtout de mauvaise qualité : viandes grasses, viandes en ragoûts, charcuteries épaisses) avait tendance à encrasser les artères et à provoquer, de ce fait, troubles circulatoires et cardio-vasculaires. Ces excès peuvent déboucher sur une augmentation de la tension, du taux de cholestérol, favoriser l'obésité et même être facteur aggravant dans les risques de cancer.

On comprend que tous ceux qui préconisent un régime riche en protides, et donc en acides aminés, pour remédier à certains troubles, préfèrent recommander les acides aminés d'origine végétale (ou provenant du lait et des œufs) plutôt que ceux d'origine animale pouvant représenter par ailleurs un "fardeau" pour l'organisme.

Du reste, si l'on considère que les acides aminés sont nécessaires à la "réparation" de l'organisme en cas de traumatisme ou d'opération, les régimes post-opératoires dans les cliniques ou les hôpitaux comportent davantage de produits laitiers et d'œufs que de bœuf en daube!...

Régime sans viande? Régime avec viande? L'important consiste essentiellement à apporter à l'organisme la quantité nécessaire d'acides aminés pour sa vie, sa survie, son entretien et pour lui éviter de se dégrader d'une maniére inconsidérée.

Je ne voudrais pas trancher "dictatorialement" dans ce livre en faveur du régime-viande, du régime végétarien, du régime végétalien ou d'un quelconque régime plus ou moins saugrenu. Je souhaite simplement apporter un certain nombre d'informations permettant à chacun de se prendre en charge, de réfléchir, de s'assumer, de trouver "son" régime idéal parce que personnel.

Il faut bien se dire que chaque personne est unique et qu'il n'existe pas de régime miracle pouvant convenir à tout le monde. L'important est d'apporter à l'organisme ce dont il a besoin : eau, protides, lipides, glucides, sels minéraux, vitamines.

Savoir observer son corps

Quand, comment, dans quelles quantités apporter ces éléments vitaux ? Tout est affaire de choix, de réflexion, de convenances personnelles et d'observations de son propre corps.

Ce n'est pas toujours facile ni évident car de nombreux facteurs extérieurs peuvent brouiller les cartes, fausser le jeu, pervertir l'instinct, troubler les demandes organiques.

Exemple classique : la femme (ou l'homme) qui compensera un manque affectif par une surconsommation d'aliments "doux" - chocolat, sucreries et autres.

Par contre, si nous regardons dans la nature les animaux sauvages, nous constaterons qu'ils savent parfaitement "s'équilibrer". On a rarement vu un aigle obèse...

Voici maintenant quelques conseils complémentaires pour ceux qui souhaitent suivre un "régime acides aminés" à la fois sain et équilibré.

LE PETIT DEJEUNER

Comme chacun le sait - et comme tous les nutritionnistes le disent - le petit déjeuner du matin est un repas important et trop souvent négligé - du moins en France. Prendre un café noir accompagné d'un croissant ou d'une tartine beurrée n'apporte pratiquement pas d'acides aminés, ce qui débouche sur une sensation de fatigue dans l'après-midi. Y ajouter du sucre (sous forme de confiture ou autres) ne résoudra rien. Le "coup de fouet" que peut représenter l'hyperglycémie est toujours temporaire et se traduit par un "coup de pompe" lorsque le taux de sucre dans le sang redescend - d'une façon brutale. Et l'apport en acides aminés sera toujours aussi nul.

Prendre un petit déjeuner "à l'américaine", avec des œufs au bacon, peut représenter un bon apport en acides aminés. Mais l'apport en graisses saturées n'est pas non plus négligeable ni souhaitable... à moins de se moquer des problèmes de poids et des risques d'encrassement vasculaire que cette habitude peut entraîner. De plus, il faut plusieurs heures pour digérer un tel petit déjeuner.

Prendre au petit déjeuner des céréales avec du lait est excellent pour l'apport en acides aminés. Recommandé par de nombreux spécialistes de la nutrition ce genre de petit déjeuner est soupçonné par d'autres spécialistes (les tenants de l'alimentation dissociée) de ne pas être très digeste. Là encore, c'est à chacun de faire suivant son goût.

L'idéal, comme petit déjeuner, serait de manger le matin un œuf à la coque (ou dur)

accompagné de "mouillettes" non beurrées, d'une part de fromage à pâte dure et d'un verre de jus d'orange non sucré. L'apport en acides aminés serait parfait mais aussi celui en vitamines et en éléments minéraux.

- *Le yaourt*

Le yaourt est un aliment qui fait l'unanimité parmi les nutritionnistes. Pauvre en graisse (1 gramme et demi pour 100 grammes), il apporte à l'organisme du fer, du calcium, du phosphore et certaines vitamines. Avec un peu plus de 3 grammes pour 100 grammes, on ne peut le considérer comme un "aliment-champion" en acides aminés. Par contre, il est possible de le "doper" d'une façon intéressante en le fabriquant à la maison avec une adjonction de lait écrémé en poudre qui, comme nous l'avons vu précédemment, fait justement partie de nos "aliments-champions".

Il est d'ailleurs possible d'améliorer la teneur en acides aminés des aliments en saupoudrant ceux-ci de lait en poudre, de levure de bière, de germe de blé ou en y incorporant de la farine de soja. En examinant la composition de certains aliments dans votre supermarché, vous pourrez constater qu'ils sont d'ores et déjà enrichis en protides grâce à de la farine de soja.

- *Le soja*

Puisque l'on parle du soja, il faut signaler un produit que l'on trouve en magasin de diététique et qui est un dérivé particulièrement remarquable pour son apport en acides aminés : **le tofou.** Il se présente sous différentes formes : galettes ou "fromage de soja" et il mérite d'être utilisé dans l'alimentation des personnes souhaitant suivre un régime sain et équilibré. Le "fromage de soja" n'a pratiquement aucun goût mais il a l'avantage de "prendre le goût" des aliments qu'il côtoie. Par conséquent, un complément alimentaire intéressant.

- *Les algues*

Autre source d'acides aminés intéressante mais peut-être moins connue du public : les algues. Il s'agit essentiellement de "microalgues" que l'on trouve aussi bien dans les lacs que dans la mer. Il en existe plusieurs sortes (dont je vous épargnerai les noms scientifiques) mais qui peuvent être classées en algues vertes, algues rouges, algues brunes et algues bleues. Très riches en protides (jusqu'à 70% de leur poids pour les algues bleues), elles ne contiennent ni lipides ni glucides, ce qui en fait un complément alimentaire spécifique remarquable. Elles sont par contre très riches en sels minéraux et en vitamines.

L'intérêt de ces algues est tel que certains médecins les prescrivent pour les carences graves en protides ainsi que pour la régénération cellulaire des organismes malades.

- *Le pollen*

Il existe un produit que l'on trouve dans tous les magasins de diététique et dont on fait à juste titre grand cas : c'est le pollen. Il contient 12 des 20 acides aminés et en particulier de la Lysine et de la Méthionine. Sans compter, en plus, de nombreuses vitamines (A, B, C,

D, E) et des éléments minéraux (potassium, magnésium, calcium, fer, phosphore, etc.). A prendre en considération, par conséquent !...

- *Les fruits secs*

A l'attention des "grignoteurs"... Nous avons déjà signalé la très bonne teneur en protides (et en acides aminés) de certains fruits secs. Voici d'ailleurs quelques chiffres (toujours pour 100 grammes) :

- Cacahuète grillée	27 g
- Pistache	21 g
- Amande sèche	20 g
- Noisette sèche	15 g
- Noix sèche	15 g

Ces fruits secs peuvent donc être pris en considération pour l'élaboration d'un régime en acides aminés mais il ne faut pas oublier que ce sont des aliments également très riches en lipides (jusqu'à 60 grammes pour 100 grammes pour les noisettes, ce qui permet d'en extraire de l'huile !) et en glucides. Autrement dit : attention aux problèmes de poids en cas de consommation exagérée.

De plus, si ces fruits secs sont riches en Méthionine et enTryptophane, ils sont plutôt pauvres en Lysine. Leur principal intérêt semble donc être de compenser l'insuffisance de certains aliments en ces deux acides aminés, comme les légumes secs ou les légumes verts, par exemple.

9

GUERIR GRACE AUX ACIDES AMINES

Ce titre pourrait surprendre les lecteurs qui nous ont suivis jusqu'ici.

En effet, d'après ce que nous avons vu, les acides aminés ont pour rôle essentiel de réparer les cellules, de les régénérer et de participer à l'autodéfense de l'organisme.

Autrement dit, de l'aider à "guérir", à se "guérir".

Alors pourquoi écrire un chapitre concernant l'action thérapeutique des acides aminés puisque, de toute façon, c'est leur travail ?

Le fait est que, d'une coupure au petit doigt jusqu'au cancer en passant par le rhume, l'ulcère gastrique, les différents traumatismes et les opérations, les acides aminés seront les vaillants petits soldats appelés à "colmater les brèches".

Il existe pourtant un certain nombre de maladies, d'affections, de dérèglements qui échappent souvent au diagnostic médical et dont les acides aminés peuvent être responsables. Responsables "a contrario" puisque ce sont des carences en certains acides aminés qui en sont l'origine et qu'il suffit, en général, de rétablir les équilibres pour obtenir la guérison.

Nous l'avons souligné précédemment : si un ou plusieurs acides aminés font défaut à l'organisme, celui-ci va essayer de compenser, de puiser où il peut pour que, vaille que vaille, la machine continue de fonctionner.

Bien entendu, cela ne peut durer qu'un temps et il arrive toujours un moment où "la machine ne tourne plus rond". Avant qu'une maladie carentielle grave ne s'installe, vont apparaître un certain nombre de troubles que les médecins auront du mal à "étiqueter" et par là même à soigner. Ces maladies qui n'en sont pas, tout en étant intolérables pour ceux qui en souffrent, seront souvent cataloguées "somatiques", "psycho-somatiques", "neuro-végétatives" ou "x".

Et les médecins feront donner l'artillerie (légère ou lourde) des neuroleptiques et d'autres "médicaments de confort" qui ne résoudront rien en profondeur mais qui, à force d'usage répété et expansif, intoxiqueront le patient - quand ils ne le transformeront pas en "zombie" comme cela se voit tous les jours dans les cabinets de consultation.

Il y a belle lurette que certains médecins et que tous les naturopathes s'insurgent contre l'abus des "petites pilules du bonheur". Plus nouveau : les patients eux-mêmes commencent aujourd'hui à prendre conscience des dangers de ces médications de tâtonnement et d'impuissance - même si la plupart avouent ne pas pouvoir se passer de leur dose quotidienne tant l'accoutumance (souvent plus psychologique que physique) est grande... et inquiétante !

Dans la suite de ce chapitre, nous allons passer en revue certaines de ces "maladies" qui ont pu être améliorées - voire guéries - par quelques modifications de régime alimentaire axées sur un meilleur apport en acides aminés.

Je n'oserais garantir le succès à 100%. Si nous prenons le cas de l'insomnie, par exemple, affection dont se plaignent, paraît-il, trois Français sur cinq, ses causes peuvent être multiples. Si elle est liée à de graves problèmes psychologiques, une modification du régime des acides aminés ne les fera pas disparaître - même si le sujet peut quand même espérer une amélioration de son sommeil grâce à une alimentation plus équilibrée.

Cela dit, plutôt que de doubler " à tout hasard" sa dose vespérale de somnifères, il semble plus sage de changer quelques habitudes alimentaires - comme nous allons le voir maintenant.

1

L'INSOMNIE

Les recherches menées depuis plusieurs années en Amérique du Nord ont mis en évidence le rôle du Tryptophane dans le processus du sommeil. Non seulement le Tryptophane diminue le temps d'endormissement mais il procure un sommeil plus long et de meilleure qualité.

Contrairement à tous les produits chimiques proposés sur le marché, il ne perturbe pas le réveil, ne rend pas hagard et nébuleux le matin.

Comme nous l'avons vu au chapitre 3, le Tryptophane agit directement au niveau du cerveau. Cet acide aminé est à l'origine d'une substance hormonale nommée sérotonine, qui opère comme neuromédiateur : c'est-à-dire chargé de faire circuler l'information à travers les neurones du cerveau. En "déconnectant" les neurones, la sérotonine permettra donc le sommeil.

Pour améliorer le sommeil grâce au Tryptophane, le traitement est relativement simple : il suffit de manger dans la journée des aliments qui en sont riches (voir les chapitres précédents). Par contre, au repas du soir, il est conseillé de manger également des aliments riches en hydrates de carbone (les légumes secs, les céréales, les sucreries en contiennent beaucoup). La raison ? Les hydrates de carbone aident le Tryptophane à pénétrer jusqu'au cerveau et aident le cerveau à utiliser cet acide aminé.

Si vous avez pris votre "ration" d'acides aminés et entre autres de Tryptophane dans la journée, il est conseillé pour mieux vous endormir de grignoter, deux heures avant de vous mettre au lit, quelques aliments riches en hydrates de carbone : banane, figues sèches ou dattes, jus de raisin ou de pomme. Ainsi, au moment de vous endormir, le Tryptophane sera prêt à "passer à l'action" !

Certaines personnes (surtout passée la quarantaine) ont tendance à se réveiller en pleine nuit sans parvenir à se rendormir. Elles auraient intérêt, après avoir pris leur dose de Tryptophane dans la journée, à consommer leurs hydrates de carbone en se mettant au lit afin d'en différer l'action.

Conseiller de manger quelques sucreries avant de se mettre au lit risque d'indisposer certaines personnes. Celles qui suivent un régime amaigrissant, par exemple. Le fait est que les hydrates de carbone ont tendance à faire grossir. Ce conseil agacera également les chantres du régime "sans hydrates de carbone" ou ceux (encore que ce soit un peu passé de mode aujourd'hui compte tenu des graves déséquilibres que cela représentait) du "tout hydrates de carbone".

J'aurais tendance à répondre à ces critiques éventuels qu'il faut savoir ce que l'on veut : maigrir ou dormir. Il n'est d'ailleurs pas évident que l'on maigrisse davantage en ne dormant pas mais il est par contre évident qu'en ne dormant pas on risque d'autres maux comme la dépression dont nous parlerons plus loin.

Profitons de ce petit intermède pour souligner une fois encore l'importance d'un régime bien équilibré et les dangers d'un régime par trop déséquilibré. Sans hydrates de carbone, le Tryptophane agit peu ou mal au niveau du cerveau. Sans Tryptophane, c'est la porte ouverte à l'insomnie et à la dépression. Comment ne pas voir là l'explication des problèmes que connaissent tous ceux qui suivent un régime amaigrissant "pur et dur" ?

Mais revenons au Tryptophane et à l'insomnie. Il est possible de prendre cet acide aminé sous forme de complément alimentaire que l'on trouvera dans des magasins spécialisés. Il est alors recommandé de le prendre le soir avec, toujours, une petite dose d'hydrates de carbone pour lui permettre d'agir, comme nous l'avons vu.

• ***Pour lutter contre l'insomnie : Tryptophane + hydrates de carbone 2 heures avant le coucher.***

2

LES DOULEURS CHRONIQUES ET LA MIGRAINE

Si cette rubrique vient ici, c'est tout simplement parce que certains maux tenaces, insidieux, et qui peuvent gâcher la vie, sont directement reliés à ce que nous venons de dire.

Les personnes souffrant d'arthrite, d'arthrose, de douleurs lombaires, de migraines, etc., devraient, elles aussi, faire appel au Tryptophane pour calmer leurs maux. Le processus est le même que pour l'insomnie : le Tryptophane, en favorisant la synthèse de la sérotonine, favorise du même coup la mise "hors circuit" des neurones cérébraux.

Des expériences ont d'ailleurs montré que le taux de sérotonine chutait au moment de l'apparition des migraines et des douleurs chroniques.

Les "recettes" alimentaires valables pour l'insomnie le sont donc tout autant pour les maux récurrents et persistants.

En dehors du Tryptophane, un autre acide aminé a un rôle à jouer dans le soulagement de la douleur et de la migraine : la Phénylalanine. Son action se situe également au niveau du cerveau.

L'être humain n'aime pas souffrir et il a donc "mis au point" certaines substances analgésiques dont le rôle est d'atténuer la douleur et que l'on nomme endorphines. Or, la Phénylalanine participe à la synthèse de ces substances.

Les migraineux chroniques, ceux qui souffrent de douleurs quasi perpétuelles, devraient donc améliorer l'apport en Phénylalanine et en Tryptophane dans leur alimentation. Bien entendu, les effets bienfaisants ne se produiront pas en une journée et il vaut mieux penser à d'autres méthodes pour des douleurs brutales et passagères...

• ***Pour lutter contre la migraine : Tryptophane + Phénylalanine***

3

LA DEPRESSION

Est-ce une maladie ? Un état dans lequel on s'enfonce lentement et inexorablement avec des phases d'accélération soudaines ? Quelles en sont les causes ? Infinies et multiples. On peut être, dès la naissance, prédisposé à la dépression et elle surviendra un jour à la faveur d'une baisse de potentiel physique, de "problèmes" - ce mot qui ne veut plus rien dire tant il est galvaudé pour expliquer ce que l'on ne sait pas expliquer.

La dépression peut aussi être consécutive à des chocs psychologiques "insupportables", ou découler d'une usure psychologique provoquée par l'accumulation de déboires, de mécomptes, de malentendus.

Ce n'est donc pas une maladie dont on connaît les tenants et les aboutissants, le principe déclencheur, le microbe sournois ou le virus perfide que l'on pourra "bombarder" à coup sûr. C'est un état incertain, nébuleux, glauque, fuyant, "médusique".

Même les manifestations de la dépression seront souvent difficiles à déterminer. Les personnes qui en souffrent ne tombent pas un beau matin en catalepsie, ce qui permettrait un diagnostic absolu et immédiat : dépression.

L'attaque est en général insidieuse, à peine perceptible pour le sujet lui-même et encore moins pour l'entourage. Elle va se caractériser par des changements d'humeur incompréhensibles, des "dérapages" de la pensée, l'apparition de "petites manies", des obsessions. Avant que les choses ne s'aggravent, du temps risque de passer. Et il en passera également avant d'aller "consulter".

Le médecin a, dans sa tête et dans le tiroir où il range les prospectus et autres dépliants en quadrichromie distribués par les laboratoires pharmaceutiques, une fabuleuse armada de médicaments antidépresseurs. Au départ, il prescrit "léger". Puis il augmente les doses, puis il conseille d'autres produits - à la demande même du patient qui se sent aspiré vers un gouffre sans fond.

Résultat : un traitement "de cheval" qui peut métamorphoser le sujet en question en une usine de transformation de produits chimiques, en un dépressif qui se détache de plus en plus de la vie et a du mal à supporter la réalité.

J'ai choisi là un scénario-catastrophe : celui d'un homme - ou d'une femme - sombrant dans une dépression redoutable. Il n'est pas dans mon idée de ridiculiser les médecins qui font en général parfaitement leur métier et qui obtiennent des résultats, dans les cas de dépression, grâce à certains médicaments spécifiques pris provisoirement pour "aider à passer un cap".

Il n'empêche que les personnes dépressives et "sous antidépresseurs" ne sont pas forcément satisfaites d'avaler chaque jour nombre de petites pilules, et que les médecins traitants ne sont pas forcément heureux de prescrire ces mêmes petites pilules à jets continus sans toujours obtenir des résultats.

Cela nous ramène aux acides aminés. Sans prétendre qu'il s'agit, dans le cas présent - la dépression - de la solution miracle, il faut reconnaître que des praticiens ont obtenu des résultats remarquables en prescrivant certains acides aminés plutôt que des médicaments chimiques.

Des expériences ont été réalisées, en particulier dans les pays scandinaves. Des malades souffrant de problèmes dépressifs ont été traités avec des médicaments classiques et d'autres - la moitié - avec un apport supplémentaire d'acides aminés. Les cas de guérison, à l'arrivée, ont été sensiblement identiques mais les médecins qui se sont livrés à ces expériences ont constaté que les résultats étaient plus durables chez les personnes ayant pris des acides aminés que chez ceux ayant absorbé des médicaments. Et nous n'insisterons pas sur le fait qu'il y a un abîme entre l'absorption de médicaments chimiques et de produits naturels...

Les acides aminés considérés comme ayant un effet antidépresseur prouvé sont, encore une fois, le Tryptophane et la Tyrosine (acide aminé synthétisé à partir de la Phénylalanine).

Nous avons parlé, précédemment, de l'action du Tryptophane au niveau du cerveau et c'est sans doute là qu'il faut trouver son rôle antidépressif. Quant à la Tyrosine, cet acide aminé semble renforcer l'action du Tryptophane dans ces cas particuliers et ceux qui prescrivent l'association de ces deux acides aminés sont persuadés d'obtenir de meilleurs résultats.

• ***Pour lutter contre la dépression: Tryptophane + Tyrosine.***

4

LE VIEILLISSEMENT

Il y a encore trois ou quatre siècles, l'homme acceptait d'être considéré à 50 ans comme un vieillard. Il faut dire que, à cause de la mortalité infantile, l'espérance de vie au Moyen Age se situait à 35 ans...

De nos jours, si vous dites à un homme de 50 ans que c'est un vieillard, il prendra mal la chose... D'ailleurs, la vie commence à 40 ans (pour les femmes) et à 50 ans (pour les hommes) si l'on en croit les articles des magazines.

Cet allongement des possibilités actives de l'homme est dû à différents facteurs : les progrès de la médecine, le mode de vie, l'hygiène, la nourriture. Et nous allons nous attarder sur la nourriture car elle conditionne pour beaucoup le "vieillissement" ou le "prolongement de la jeunesse".

Revenons trois siècles en arrière. Le mot "diététique"n'était pas inventé. On connaissait "diète" - c'est-à-dire ne rien manger. Mais nul n'était capable de savoir ce dont l'homme avait besoin pour entretenir harmonieusement son organisme. Les princes, les seigneurs, les nantis bâfraient avec une ferveur qui stupéfierait les meilleures "fourchettes" d'aujourd'hui. Un menu quotidien de Louis XIV a de quoi rendre blême un diététicien !... Malgré cela, le "Roi-soleil" mourut à 77 ans. Ce qui prouve qu'il avait une bonne constitution...

Si ces ancêtres privilégiés avaient leur compte en protides et en acides aminés, ils avaient aussi de quoi faire "exploser "la machine.

Les pauvres, les démunis, les paysans ne trouvaient guère, par contre, dans leur assiette de quoi alimenter correctement la machine. Et ils étaient effectivement "vieux" à 50 ans.

Après ce petit détour historique, vous avez compris où je voulais en venir: les acides aminés sont donc indispensables pour lutter contre le vieillissement.

Le schéma est simple : le vieillissement - cérébral, interne, externe - découle de la mort des cellules. Les acides aminés sont les matériaux nécessaires à la fabrication et à la régénération de ces cellules. Manque d'acides aminés = cellules mortes = vieillissement.

Autre cause reconnue du vieillissement : des erreurs se produisant à partir d'un certain âge dans la "reproduction" des cellules. On sait que certaines cellules de notre corps (comme celles du sang) se divisent sans cesse pour fabriquer de nouvelles cellules, alors que les cellules d'autres tissus organiques (le foie, les reins, les os) se reproduisent de façon intermittente et selon les besoins pour réparer les dommages subis par les organes. Or, des chercheurs sont persuadés que des facteurs extérieurs "faussent" ce processus de division de cellules, ce qui aboutit à des cellules mal constituées, "non conformes", qui non seulement remplissent mal leur rôle mais "empoisonnent" l'organisme - causes selon eux du vieillissement.

Tout porte à croire que ce processus du vieillissement se produit par à-coups et est lié à une mauvaise synthèse des protéines qui constituent des cellules déficientes en certains acides aminés.

Comme nous l'avons vu, il est nécessaire d'apporter à l'organisme tous les acides aminés pour lui permettre de les associer, selon les besoins, afin de fabriquer, réparer ou reproduire des cellules. Pourtant, certains d'entre eux ont un rôle particulier à jouer dans le processus de "rajeunissement" ou de "ralentissement du vieillissement".

Le soufre et le vieillissement

Il s'agit des acides aminés contenant du soufre. Il y en a trois principaux : la Méthionine, la Taurine, la Cystine.

En plus de leur rôle - normal - dans la fabrication des protéines, ces acides aminés soufrés ont la particularité de "nettoyer" l'organisme de certains déchets qui l'encombrent (et qui sont également cause du vieillissement) : débris cellulaires, cellules mal formées, métaux lourds et toxiques (plomb, mercure) ou ce que l'on appelle des "radicaux libres", c'est-à-dire des résidus de transformations biochimiques.

Ces acides aminés permettent également une meilleure utilisation par l'organisme de certaines vitamines "anti-vieillissement", comme la vitamine C.

Une des causes supplémentaires du vieillissement est l'accumulation de graisses au niveau du foie. Or, la Méthionine, grâce au soufre qu'elle contient, intervient dans la fabrication de la Lécithine dont le rôle consiste à lutter contre ces excès de graisses.

Il est logique de penser qu'un mauvais entretien de la chaîne A.D.N., notre mémoire organique, ne peut conduire qu'à une accélération des processus de vieillissement. Or, comme nous l'avons précisé par ailleurs, la Cystine est un acide aminé qui participe à cet entretien et à la régénération de l'A.D.N.

Des physiciens américains ont même démontré que la Cystine pouvait démarrer une action de rajeunissement. Ils avaient constaté, en effet, que de nombreux patients souffrant de dégénérescence physique et mentale montraient des problèmes d'assimilation de la vitamine B6 - problèmes liés à une carence en Cystine. En prescrivant une augmentation de l'apport en cet acide aminé (1,5 gramme trois fois par jour pendant un mois), ils sont parvenus à inverser le processus du vieillissement.

"Vieillir, c'est dans la tête que ça se passe" a-t-on coutume de dire. C'est alors à notre troisième acide aminé soufré qu'il faudra faire appel, la Taurine. Appelé "acide aminé du cerveau", son apport en quantité suffisante permettra aux cellules cérébrales de fonctionner harmonieusement.

• *Pour lutter contre le vieillissement: les acides aminés soufrés.*

5

LES PROBLEMES FEMININS

Nous allons voir dans ce chapitre comment une bonne utilisation des acides aminés peut être d'un grand secours aux femmes dans des circonstances particulières de leur existence : la période des règles, la maternité et la ménopause.

Les règles

Avant et pendant les règles, la plupart des femmes (près de 80% estime-t-on) souffrent d'un certain nombre de troubles dont elles se passeraient bien : douleurs, crampes, migraines, rétention d'eau, augmentation du poids, instabilité émotionnelle, irritabilité, etc., dues aux fluctuations hormonales. Or, les chercheurs ont constaté parallèlement une baisse de taux de sucre et de glucose dans le sang (hypoglycémie).

Le réflexe qui consisterait à absorber force sucreries pour compenser cette hypoglycémie n'est pas le bon. Outre les problèmes de poids qu'il pourrait entraîner, l'apport soudain d'hydrates de carbone provoquerait une rapide augmentation du taux d'insuline destinée à les convertir en glucose d'où découlerait une brutale chute du taux de sucre dans le sang et on repartirait à zéro avec, en prime, de redoutables variations de l'humeur. Un régime de "montagnes russes", en quelque sorte...

C'est là qu'interviennent les protides et les acides aminés. Toutes les expériences qui ont été réalisées ont démontré que, pour lutter contre les symptômes menstruels, il était nécessaire de combiner protides et hydrates de carbone naturels, les premiers modérant les effets des seconds et évitant la chute brutale du taux de sucre dans le sang.

Parmi les aliments recommandés riches en protides, certains gynécologues préconisent ceux contenant moins de graisse et apportant moins de calories comme le poisson, le poulet, l'œuf, les fromages, les yaourts accompagnés d'aliments contenant des hydrates de carbone naturels : fruits, céréales complètes, par exemple. Les sucres raffinés et les amidons sont par contre à éviter.

De plus, pour maintenir le taux de sucre à un niveau constant, il est conseillé de prendre de petites collations à intervalles réguliers - disons toutes les trois heures.

L'idéal, pour une femme très affectée par ces problèmes menstruels, serait d'adopter ce régime protides/hydrates de carbone naturels une semaine avant le début des règles en évitant de manger trop salé ou trop épicé et en supprimant sucre et café (la caféine provoquant des règles douloureuses et irrégulières).

La ménopause

Dépression, changements d'humeur, bouffées de chaleur, troubles circulatoires, douleurs dorsales, dessèchement de la peau, fragilité osseuse, prise de poids sont quelques-uns des symptômes qui précèdent et accompagnent la ménopause.

Là encore, pourtant, une alimentation apportant les acides aminés nécessaires devrait largement contribuer à faire traverser cette période difficile dans les meilleures conditions.

Les phénomènes d'hypoglycémie accompagnent la ménopause comme la période des règles. Se reporter, donc, à ce que nous avons dit précédemment pour parvenir à maintenir un taux de sucre dans le sang le plus constant possible.

Nous avons également parlé du rôle du Tryptophane pour lutter contre les phénomènes dépressifs. Enfin, nous avons souligné l'importance des acides aminés dans la fabrication et la diffusion des hormones à travers l'organisme. Or, pendant cette période cruciale, on peut dire que les hormones se trouvent en "première ligne". D'où l'intérêt de surveiller attentivement l'alimentation en acides aminés.

Reste un problème - peut-être le plus ennuyeux : la fragilité osseuse consécutive à un affaiblissement des os, à un phénomène d'ostéoporose pouvant conduire à des fractures, des déformations.

Il faut savoir que les os sont constitués de nombreux "matériaux" parmi lesquels le fluor, le sodium, le potassium, le magnésium et surtout le calcium et le phosphore. Ces différents éléments (minuscules) sont soudés entre eux par des fibres fabriquées à partir des protéines - donc des acides aminés. Si ces fibres se détériorent par manque d'acides aminés constitutifs (la Lysine entre autres) et par carence en éléments minéraux (ce qui arrive souvent à cette époque de la vie), les os deviendront fragiles.

Il est donc recommandé d'apporter pendant cette période un complément de calcium à l'organisme ainsi que des protides d'excellente valeur biologique que l'on trouvera, par exemple, dans les céréales, le poisson, les produits laitiers, les fruits de mer. La viande rouge est par contre déconseillée car elle peut causer des pertes de calcium.

D'autres aliments sont à proscrire pendant la ménopause : la caféine, le sucre raffiné, le chocolat, l'alcool qui risqueraient d'aggraver tous les symptômes. Par contre, bien sûr, les légumes verts et les fruits seront toujours les bienvenus !

La grossesse

Le moment de sa vie où une femme a le plus besoin d'un apport important en acides aminés est la maternité. C'est vital pour elle-même et pour le bébé qu'elle porte. Pour s'en convaincre, il suffit de rappeler brièvement que les acides aminés sont les éléments essentiels de la fabrication de toutes les cellules de l'organisme et que le fœtus vit aux dépens des acides aminés que lui procure sa mère.

Dans ce cas, nous n'allons pas chercher quel acide aminé est préférable à apporter à l'organisme plutôt que tel autre. Il les faut tous et en grande quantité. On estime qu'une mère qui porte un enfant doit augmenter d'au moins 20% sa ration quotidienne d'acides aminés. Le goût, les "envies" (qui sont souvent des appels au secours de l'organisme) détermineront le choix du régime alimentaire et, pour le reste, il suffit de se reporter aux analyses des aliments que nous avons réalisées précédemment.

Un élément est à préciser. Souvent, les jeunes femmes qui attendent un bébé présentent des carences en acides aminés à cause d'une alimentation fantaisiste. Pour éviter les problèmes pendant la grossesse et après l'accouchement, il serait souhaitable qu'elles s'en préoccupent le plus rapidement possible et qu'elles rééquilibrent leurs menus.

Bien que cela passe de mode, certaines femmes souhaitent nourrir leur enfant au sein. Là encore, elles devront s'intéresser de près à leur alimentation en protides et l'enrichir au maximum car elle subiront une perte importante en protéines et en acides aminés. N'oublions pas que le lait humain est un aliment de haute valeur biologique et qu'il contient à profusion les acides aminés essentiels... que la mère est bien obligée de "trouver quelque part". L'apport en Cystine est reconnu comme particulièrement nécessaire.

• ***Pour vivre plus facilement la période :***

- des règles: protides + hydrates de carbone naturels une semaine avant le début des règles.

- de la ménopause: Tryptophane + Lysine. Chercher les protides ailleurs que dans la viande rouge, fortement déconseillée.

- de la grossesse: menus équilibrés contenant tous les acides aminés et en grande quantité.

6

LA GUERISON

Réparer les cellules est le travail normal et quotidien des acides aminés. En cas de traumatismes graves (blessures, fractures), l'apport d'acides aminés doit être augmenté pour faire face aux nouveaux besoins de l'organisme. Là encore, il est difficile d'isoler un acide aminé particulier car tous concourent à la réparation des plaies et à la reconstitution des os.

On a pourtant noté qu'un oligo-élément particulier, **le zinc,** participait activement au travail des acides aminés. Des expériences ont d'ailleurs prouvé qu'en cas de fractures, par exemple, la déperdition en zinc et en azote était spectaculaire.

L'azote - arrêtons-nous quelques instants sur ce cas - est l'élément essentiel de notre vie puisqu'il représente quatre cinquièmes de l'atmosphère terrestre. Il est apporté à l'organisme par les protides. Pour accélérer la guérison en cas de traumatisme, il apparaît donc fondamental de fournir à l'organisme la quantité d'acides aminés et de zinc dont il fait "grande consommation".

• ***Pour mieux guérir :*** *régime équilibré + zinc et azote.*

10

PRESCRIPTIONS DES ACIDES AMINES

Après avoir évoqué les fonctions multiples des acides aminés dans l'organisme, leur rôle spécifique dans de grandes affections, les conséquences probables des carences en certains d'entre eux et les possibilités de guérison grâce à un apport judicieux d'acides aminés bien déterminés, il restait à indiquer d'une façon claire et évidente les dosages recommandés pour obtenir les résultats souhaités.

Je me suis adressé pour ce faire au docteur Kathy Bonan, passionnée de nutrition et qui est un des meilleurs spécialistes français - sinon le meilleur - des acides aminés et des oligo-éléments.

Elle a répertorié un certain nombre d'affections classiques pouvant être améliorées (ou même totalement guéries) grâce à un apport régulier en acides aminés, et elle vous indique, bien sûr, le ou les acides aminés qu'elle conseille à ses patients, ainsi que la dose quotidienne à prendre soit à travers l'alimentation soit sous forme de compléments alimentaires.

ALCOOLISME

- Glutamine	200 milligrammes 3 fois par jour
- Cystine	1 gramme 2 fois par jour

(Des expériences réalisées aux Etats-Unis ont démontré que ces acides aminés diminuaient, en effet, le besoin d'absorption d'alcool chez les sujets alcooliques.)

ALLERGIES

(Les acides aminés sont efficaces dans le traitement des allergies mais comme les causes et les manifestations de celles-ci sont multiples, il est nécessaire de les cerner avant de prescrire tel ou tel acide aminé car ils n'ont pas tous la même efficacité.)

ANTIOXYDANT DES RADICAUX LIBRES

- Glutathion	1 à 3 grammes par jour
- Cystine	1 gramme 2 fois par jour

(Comme nous l'avons vu précédemment, les radicaux libres sont les résidus de transformation biochimiques qui intoxiquent l'organisme.)

CHEVEUX

- Cystine	1 gramme 2 fois par jour

(Il s'agit de remédier au mauvais état des cheveux et de lutter contre leur chute.)

CHOLESTASE

- Taurine	100 milligrammes à 1 gramme par jour

(Cet acide aminé a une influence bénéfique sur la vésicule biliaire dont il améliore le fonctionnement.)

CICATRISATION

- Arginine	200 milligrammes par jour
- Proline	500 milligrammes par jour

(Ces acides aminés aident à la cicatrisation des plaies internes ou externes. Il est recommandé de prendre en plus de la vitamine C.)

CIRCULATION

- Carnitine	200 milligrammes 3 fois par jour
- Histidine	1 gramme par jour
- Proline	500 milligrammes par jour

(Ces acides aminés interviennent pour remédier aux troubles circulatoires quels qu'ils soient. Un complément de vitamine C est également à conseiller.)

CŒUR

- Carnitine	200 milligrammes 3 fois par jour
- Méthionine	200 milligrammes par jour
- Taurine	500 milligrammes par jour

(Ces acides aminés ont pour rôle de régulariser le rythme cardiaque et de préserver d'un accident cardiaque tel que l'infarctus.)

COMPORTEMENT

- Glutamine	200 milligrammes 3 fois par jour
- Tryptophane	250 à 500 milligrammes par jour
- Taurine	200 milligrammes par jour

(Il s'agit de remédier aux troubles du comportement. Le rôle du Tryptophane est dans ce cas prépondérant.)

CONCENTRATION MENTALE

- Glutamine	200 milligrammes 3 fois par jour
- Tryptophane	250 à 500 milligrammes par jour

(Là encore, le rôle du Tryptophane est primordial.)

DEPRESSION

- Tryptophane	250 à 500 milligrammes par jour
- Phénylalanine	100 à 500 milligrammes par jour

(Il faut veiller tout spécialement à l'apport en Tryptophane.)

DETOXIFIANT DU CERVEAU

- Méthionine	200 milligrammes 3 fois par jour

(Pour éliminer les substances toxiques perturbant le fonctionnement du cerveau.)

DOULEUR

- Tryptophane	250 à 500 milligrammes par jour
- Phénylalanine	750 milligrammes par jour

(Commes nous l'avons vu au chapitre précédent, il s'agit d'aider le cerveau à se "déconnecter". Le Tryptophane, comme pour tout ce qui concerne l'information cérébrale, joue un rôle de premier plan.)

DYSTROPHIE MUSCULAIRE

- Carnitine	200 milligrammes 3 fois par jour

(Il s'agit de lutter contre des affections musculaires primitives.)

EPILEPSIE

- Taurine	1 gramme par jour en début de traitement puis diminuer la dose jusqu'à 50 milli-grammes

GRAISSES

- Méthionine	200 milligrammes 3 fois par jour
- Taurine	100 milligrammes par jour
- Carnitine	200 milligrammes 3 fois par jour

(Ces acides aminés sont destinés à régulariser le métabolisme des graisses dans l'organisme.)

HERPES

- Lysine	500 milligrammes à 1 gramme et demi par jour

(Cet acide aminé donne d'excellents résultats dans les problèmes d'herpès - maladie de peau souvent transmissible - mais son apport doit être accompagné d'un régime alimentaire approprié.)

IMMUNITE

- Arginine	200 milligrammes par jour

(Cet acide aminé a pour rôle de stimuler le système immunitaire de l'organisme.)

INSOMNIE

- Tryptophane	250 à 500 milligrammes par jour mais la dose peut être augmentée jusqu'à 1 gramme

(Se conformer pour la prise à ce que nous avons dit dans le chapitre précédent.)

MALADIE CHRONIQUE

- Isoleucine	250 milligrammes par jour
- Cystine	1 gramme trois fois par jour
- Phénylalanine	500 milligrammes par jour

(Ces acides aminés ont non seulement pour rôle d'aider l'organisme à lutter contre ces maladies durables mais aussi à diminuer la perception de la douleur installée.)

OBESITE

- Tryptophane	250 à 500 milligrammes par jour

- Carnitine	200 milligrammes 3 fois par jour
- Phénylalanine	500 milligrammes par jour

(Le rôle du Tryptophane dans ce cas est surtout de contrôler l'envie de sucre.)

PARKINSON

- Tyrosine	200 milligrammes par jour

(Il s'agit bien sûr de la maladie de Parkinson appelée également "paralysie agitante".)

RADIATIONS

- Glutathion	3 grammes par jour
- Cystine	3 grammes par jour

(Le rôle de ces acides aminés est d'aider l'organisme à lutter contre les diverses radiations auquelles il peut être soumis.)

STERILITE

- Arginine	200 à 500 milligrammes par jour
- Carnitine	1gramme par jour

(Il s'agit surtout de lutter contre la stérilité masculine.)

SUCRES

- Tryptophane	250 à 500 milligrammes par jour
- Arginine	200 milligrammes par jour
- Glutamine	200 milligrammes 3 fois par jour

(Ces acides aminés améliorent la tolérance au glucose et permettent de lutter contre les troubles du métabolisme des sucres.)

TOXIQUES

- Méthionine	200 milligrammes par jour
- Cystine	3 grammes par jour
- Histidine	1 gramme par jour

(Il s'agit de neutraliser et de permettre l'élimination de certains métaux lourds, comme le Mercure par exemple, qui risquent d'intoxiquer l'organisme.)

ULCERE

- Glutamine	200 milligrammes 3 fois par jour
- Proline	200 milligrammes par jour

(Le rôle de ces acides aminés est d'aider à la cicatrisation des ulcères aussi bien internes qu'externes.)

VIEILLISSEMENT CUTANE

- Proline	500 milligrammes par jour (à prendre le soir)
- Lysine	500 milligrammes par jour

(Permettent de lutter contre le vieillissement de la peau et même de lui rendre son tonus. Un apport suplémentaire de vitamine C est souhaitable dans le même temps.)

11

DEPISTER LES DESEQUILIBRES

Comment savoir si l'équilibre en acides aminés de notre organisme est satisfaisant ? Comment déceler si un déficit dans l'un ou dans plusieurs d'entre eux n'est pas en train, sournoisement, de miner votre santé, d'accélérer un processus de vieillissement ou de vous préparer un état dépressif dont vous aurez, par la suite, du mal à sortir ?

Jusqu'à présent, nous sommes partis des résultats pour remonter aux causes. Si vous êtes déprimé, c'est que vous manquez sûrement de Tryptophane. Si votre mémoire vous joue des tours, c'est sans doute l'indication d'une carence en Tyrosine. Si vous souffrez de migraines tenaces, c'est vraisemblablement parce que votre alimentation est déficitaire en Phénylalanine, etc.

Or, à l'évidence, il serait intéressant de pouvoir déterminer pour un moment donné quelles sont les carences en acides aminés afin de pouvoir, d'une part, "redresser la barre" pour éviter un "coup de chien" ou simplement trouver la cause d'un mauvais état de santé ou d'un état morbide échappant aux investigations médicales classiques.

Ces moyens de dépistage des déséquilibres en acides aminés existent... mais seulement depuis peu de temps en France, et sont encore peu répandus.

Il faut dire que dans notre pays les médecins et les spécialistes de la nutrition négligent, pour la plupart, le rôle capital des acides aminés que ce livre a pour but de révéler.

En Angleterre, en Allemagne - et surtout aux Etats-Unis - les recherches sur les acides aminés vont grand train et ont déjà fait l'objet de nombreux ouvrages et de multiples communications.

Et bien entendu, la mise au point des tests de dépistage a suivi. Voici trois méthodes pratiquées en France permettant cette évaluation.

Le test des urines

Cette méthode vient des Etat-Unis et a été adaptée pour la France par le docteur Kathy Bonan. Pour tous renseignements, il faut s'adresser à l'"American Detection" 9, rue Richepance, 75008 Paris (Tél : 42.36.48.87).

Elle consiste à réunir les urines de 24 heures et à les analyser dans les 48 heures qui suivent. En conclusion, le patient (ou le praticien qui a prescrit le test) reçoit les indications suivantes:

- Un dosage précis des 20 acides aminés de base ainsi que d'une dizaine d'acides aminés composés (comme la Carnitine dont nous avons parlé);
- Une interprétation de ces résultats découlant des plus récents travaux des biochimistes américains;
- Un développement de toute anomalie révélée;
- Une récapitulation du rôle de chaque acide aminé dont les concentrations sont anormales.

On voit tout de suite l'intérêt de cette méthode mais il est évident qu'il faut une certaine connaissance des acides aminés pour tirer le meilleur enseignement de ces résultats et pour pouvoir prescrire un traitement de rééquilibrage.

Nous avons demandé au docteur Kathy Bonan, qui l'utilise couramment, de nous en parler plus longuement.

«Si l'on veut soigner un patient d'une manière efficace grâce aux acides aminés, il faut connaître le plus précisement possible ses désordres biochimiques, ses déficiences et par suite ses besoins. Or, ce test qui découle de découvertes récentes dans le domaine, notamment, de la chromatographie liquide de haute performance, répond parfaitement à cette attente puisque, à partir de valeurs numériques de référence, il indique clairement si une personne manque de tel ou tel acide aminé.

«Il faut savoir que tous les acides aminés doivent être présents dans l'organisme mais dans des proportions différentes pour chacun d'entre eux. Quand il existe un déséquilibre, la synthèse des protéines se fait mal.

«Prenons un exemple. Le collagène est une protéine fibreuse qui participe à la régénération de la peau, à la constitution des tissus osseux et à l'entretien des parois des vaisseaux sanguins. Si le collagène est "mal fabriqué" par l'organisme, nous aboutirons inévitablement à une vulnérabilité osseuse, à une détérioration de la peau et à une fragilité des vaisseaux sanguins. Or, nous savons que la synthèse du collagène nécessite au moins deux acides aminés : La Proline, la Lysine ainsi que la vitamine C. La Proline est surtout présente dans les fibres collagènes (les os) et la Lysine dans les fibres élastiques (peau, vaisseaux sanguins).

«Sous l'influence de la vitamine C, la Proline est transformée en hydroxyproline et la Lysine en hydroxylysine. La qualité du collagène et des fibres élastiques dépendra donc de la quantité d'hydroxyproline et d'hydroxylysine contenue dans l'organisme.

«Il va de soi que toute perturbation dans l'apport à l'organisme de Lysine, de Proline ou de vitamine C aura des conséquences néfastes sur la synthèse du collagène. Or, pour poursuivre notre exemple, supposons que l'examen des urines fasse apparaître un taux élevé de Lysine et de Proline. Cela indiquerait, d'une part, que l'alimentation n'est pas déficitaire sur ce plan et, d'autre part, que ces acides aminés n'ont pas été utilisés par l'organisme pour fabriquer du collagène (donc pas transformés en hydroxylysine et en hydroxyproline). On peut en déduire que c'est le manque de vitamine C qui peut être responsable selon le cas de fragilité osseuse ou de vieillissement de la peau. En prescrivant cette vitamine, on peut espérer obtenir un collagène de meilleure qualité.

«Un autre acide aminé, la Glycine, participe à la fabrication du collagène. Or, si l'analyse des urines fait apparaître une "surconsommation" de cet acide aminé par l'organisme, on n'en déduira pas que les protéines servant à l'entretien des os, de la peau et des vaisseaux sanguins se trouvent en quantité largement suffisante. On ne peut pas oublier, en effet, que lorsque l'organisme manque de calories pour fonctionner, il transforme la Glycine en énergie - donc dégrade le collagène pour "alimenter la chaudière". Un simple interrogatoire du patient permettra de savoir si celui-ci absorbe suffisamment de calories et si quelques conseils d'alimentation ne suffiront pas pour lutter contre le vieillissement de la peau et la fragilisation des os et des parois sanguines.

«Encore un exemple. Nous constatons un taux d'Histidine abaissé dans les urines. Or, la diminution de concentration de cet acide aminé accompagne souvent la polyarthrite rhumatoïde. Le sachant, il sera alors facile de rétablir la situation - ne serait-ce qu'en conseillant un apport de vitamine B9 dont l'Histidine dépend pour son métabolisme.

«On peut dire que, grâce au dosage des acides aminés dans les urines, il est possible d'intervenir très tôt dans des cas de maladies dégénératives - même avant que les premiers symptômes ne se manifestent.

«Mais nous allons prendre un exemple encore plus concret : celui d'un homme de 60 ans présentant des attaques fréquentes de faiblesse musculaire rebelles à tout traitement et qui peu à peu le rendent invalide. On suspecte une maladie dégénérative des nerfs.

«Le dosage des acides aminés dans les urines fait apparaître les perturbations suivantes :

1) Troubles du métabolisme de la Méthionine;

2) Mauvaise absorption des acides aminés apportés par l'alimentation;

3) Anomalie de transfert de ce qu'on appelle les "groupements méthyles".

«Voilà ce que le praticien en déduira :

1) Métabolisme de la Méthionine. La Méthionine est un acide aminé soufré servant à la synthèse de divers composés comme la Créatine (qui sert à éliminer l'ammoniaque par les urines) et la Choline (essentielle au métabolisme des graisses). Elle est également indispensable pour synthétiser la Cystine et la Taurine, ce dernier acide aminé étant un des constituants de la bile.

Le taux de la Méthionine étant élevé dans les urines du patient, on en déduit que cet acide aminé ne peut être transformé dans l'organisme en ces composés ci-dessus - et en particulier en Cystine et en Taurine. Ceci est vraisemblablement dû à une carence en un certain enzyme qui participe justement à ces transformations. Tout porte à croire que cette carence enzymatique est d'origine héréditaire (phénomène connu par les spécialistes) et se situant au niveau du foie, de certains tissus nerveux comme la moelle épinière.

«Les signes cliniques de la carence en cet enzyme (nommé S-adenosyl transferase) sont les suivants : maux de tête, douleurs oculaires, faiblesse musculaire, myopathie discrète et par la suite problèmes vasculaires, myopathie progressive, ostéoporose, scoliose, athérosclérose.

«Au niveau du traitement, on songera tout d'abord que l'activité de l'enzyme en question est affectée par l'alimentation. Entre autres par le magnésium et par la vitamine B6. On prescrira donc à la fois l'élément minéral et la vitamine (500 mg par jour).

«Ensuite, il faudra s'attaquer au problème posé par la mauvaise utilisation de la Méthionine par l'organisme. Sachant que la Cystéine (acide aminé non essentiel) ne peut être synthétisée à partir de la Méthionine, il faudra prévoir un apport supplémentaire dans l'alimentation de Cystine qui pourra être transformée en Cystéine. Il en sera de même de la Taurine qui pourra, elle aussi, être apportée par l'alimentation.

«L'exemple de ce patient de 60 ans, dont le dosage des acides aminés dans les urines a permis de déduire qu'une des causes de son affection était, au départ, la déficience d'une enzyme ne permettant pas à l'organisme d'utiliser correctement les acides aminés, n'est pas rare. Ce genre d'anomalie enzymatique est plus fréquente qu'on ne le pense mais elle est rarement mise en évidence car les symptômes qu'elle induit sont souvent trop vagues pour qu'un praticien fasse le rapprochement. Autrement dit, la personne concernée peut souffrir toute sa vie sans que l'on découvre l'origine de ses maux.

«Mais poursuivons l'interprétation du dosage des acides aminés dans les urines.

«En 2, nous avions une mauvaise absorption des acides aminés apportés par l'alimentation. Et le test indiquait les acides aminés diminués : Valine, Leucine, Isoleucine, Lysine, Histidine.

«Compte tenu des troubles présentés par le patient (faiblesse musculaire conduisant lentement à la paralysie), l'attention devait se porter particulièrement sur trois acides aminés :

- La Valine qui se transforme dans l'organisme en une substance essentielle pour la production de l'énergie;
- La Leucine qui, outre sa fonction d'accélérer la cicatrisation et d'abaisser le sucre sanguin, participe également à la production d'énergie;
- La Lysine qui favorise l'élimination de ce qu'on nomme les "groupements méthyles" (dont l'accumulation est par ailleurs signalée par le dosage des urines). Les méthyles, qui sont normalement transformés et éliminés par l'organisme, ne doivent pas s'accumuler sous peine de déterminer un phénomène d'intoxication. Dans le cas présent, tout laissait supposer une accumulation de ces groupements méthyles au niveau de la moelle épinière liée à une carence en cet acide aminé.

«En résumé, l'analyse des urines à laquelle s'est ajouté le résultat du test dont nous parlerons plus loin) a mis en évidence chez le patient :

- Trouble du métabolisme de la Méthionine provoqué par une anomalie enzymatique héréditaire et accentué par un déficit en magnésium;
- Carence en vitamine B1 déduite des symptômes présentés;
- Problème au niveau du transfert des groupements méthyles.

«Le premier conseil thérapeutique a été de supprimer (ou d'éviter) les aliments riches en Méthionine : dinde, lait, yaourt, soja, porc, bœuf, poulet, fromage, haricots. Il était en effet inutile d'apporter à l'organisme une quantité de cet acide aminé qu'à l'évidence celui-ci n'utilisait pas.

«Ensuite, il a été nécessaire de faire un apport d'autres acides aminés qui, eux, faisaient défaut : Valine, Leucine, Lysine, Cystine, Taurine ainsi que d'un certain nombre d'éléments minéraux et de vitamines.

«Le résultat devait se traduire par une nette amélioration de l'état du patient.

«A propos du régime alimentaire, il faut souligner qu'il est parfois intéressant de supprimer un certain nombre d'aliments pour obtenir un résultat. Ce qui explique que le choix d'un régime végétarien peut entraîner un rétablissement spectaculaire de l'état de santé de certaines personnes.

«En réalité, et contrairement à l'idée généralement répandue qui veut qu'un régime "passe-partout" puisse s'appliquer à 95% de la population, il existe une "individualité biochimique" nécessitant un régime personnalisé mis au point grâce à un certain nombre de tests et d'investigations.

«Ainsi, des diététiciens plus au moins compétents préconisent de prendre une quantité quotidienne moyenne de vitamines et d'oligo-éléments. Et bien souvent on s'aperçoit que cette quantité moyenne d'éléments nutritifs débouche sur des carences.

«Pour le comprendre, il suffit de comparer les besoins en calcium de plusieurs individus et de constater que ces besoins peuvent aller du simple au quintuple.

«En réalité, il ne faut pas prendre une "quantité moyenne" d'éléments nutritifs mais une quantité optimale. Les tests sont là pour déterminer les quantités.»

Le test des cheveux

Nous avons vu avec le docteur Kathy Bonan l'intérêt du dosage des urines pour déterminer les équilibres en acides aminés. Nous avons vu également dans ce livre à quel point les synthèses biochimiques étaient complexes et ne mettaient pas seulement en jeu les acides aminés mais également les éléments minéraux et les vitamines.

La détermination des carences ou des excès en acides aminés dans un organisme grâce au test des cheveux découle justement des réactions biochimiques mettant en jeu les acides aminés et les oligo-éléments.

Ce test, très récent, nous vient également des Etats-Unis. Il a été adapté pour la France par le docteur Kathy Bonan et est proposé, comme le dosage des urines, par "American Detection".

Le docteur Bonan nous le présente :

- Le dosage des oligo-éléments est directement lié au dosage des acides aminés. En effet, les oligo-éléments sont des catalyseurs des réactions au cours desquelles sont métabolisés les acides aminés. Une carence en un oligo-élément diminuera la vitesse de la réaction de transformation d'un acide aminé, ce qui équivaudra dans les faits à une carence ou à un excès de tel ou tel acide aminé.

Voyons comment se déroule le test.

Le patient doit se laver les cheveux, avant le prélèvement, avec un shampoing doux. Si les cheveux sont teints ou décolorés, il est conseillé de ne prélever que des cheveux non traités (ou de préciser la nature du traitement en envoyant l'échantillon).

Il faut couper les cheveux le plus près possible de la racine, conserver les 2 premiers centimètres et en faire parvenir la valeur approximative de 2 grammes au laboratoire (éventuellement, celui-ci peut faire parvenir une balancelle permettant de peser précisément).

Sous quelques jours, le résultat parvient au patient (ou au praticien ayant demandé l'analyse) sous forme d'une feuille imprimée sur laquelle figurent quatre groupes de renseignements :

- Le taux (en plus ou en moins par rapport à la normale) des minéraux considérés comme essentiels : Calcium, Magnésium, Sodium, Potassium, Cuivre, Zinc, Fer, Manganèse, Chrome, Cobalt, Lithium, Molybdène, Phosphore, Sélénium, Silicium, Vanadium.
- Le taux (toujours en plus ou en moins) des minéraux dits complémentaires : Soufre, Strontium, Barium, Bore, Or, Argent, Etain, Antimoine, Tungstène, Zircon.
- Le taux des minéraux toxiques (plus ou moins élevé): Plomb, Arsenic, Mercure, Cadmium, Aluminium, Nickel, Béryllium.
- Les balances minérales, c'est-à-dire les rapports significatifs de certains éléments minéraux.

En fait, les balances minérales permettent une interprétation plus précise des résultats et des relations entre les différents oligo-éléments.

Par exemple, la balance Cuivre/Zinc. Quand le rapport Zinc sur Cuivre est augmenté, cela suggère une diminution du cuivre hépatique, du métabolisme de certains médicaments et des œstrogènes. Ce déséquilibre est fréquemment observé dans les cas d'hypothyroïdie car le cuivre est essentiel à la production de l'hormone thyroïdienne ainsi qu'à son action dans l'organisme. Cela se traduit en général par une augmentation des lipides (graisses) à cause de sécrétions biliaires insuffisantes par manque de Cuivre.

Le dosage des oligo-éléments par l'analyse des cheveux fournit en fait le "profil minéral" d'un individu. Il permet d'évaluer de façon fidèle l'état des réserves de l'organisme et de mesurer les éventuelles surcharges en métaux toxiques.

Cette analyse est, de l'avis des spécialistes, plus fiable que le dosage des oligo-éléments dans le sang qui peuvent différer selon le jour et l'heure du prélèvement. Au contraire, le dosage des cheveux représente une moyenne se rapportant aux derniers mois. De plus, le cheveu est une substance inerte, chimiquement homogène et où la concentration d'oligo-éléments et de métaux toxiques est plus importante que dans le reste de l'organisme.

L'intérêt de ce test est également de juger de l'évolution à long terme des équilibres en éléments minéraux. Le cheveu se comporte comme une bande magnétique et il incorpore au cours de sa croissance les oligo-éléments dans sa matrice (la kératine). Ainsi, en coupant différentes portions de cheveux (chez les personnes ayant les cheveux longs, bien sûr) on peut évaluer le bilan en oligo-éléments il y a quelques mois et le comparer au bilan actuel. Cette analyse comparative est en particulier utile chez les femmes enceintes pour déterminer leur état de santé avant et pendant la grossesse.

Pour en revenir aux acides aminés et à l'estimation des éventuels déséquilibres organiques à partir de ce test des cheveux révélant le potentiel en oligo-éléments, il est certain qu'il faut avoir une certaine maîtrise des réactions biochimiques organiques pour en tirer des conclusions.

Sans entrer dans des considérations trop techniques, on peut cependant dire, par exemple, que la présence anormale de minéraux toxiques peut révéler des carences en certains acides aminés comme la Cystine, la Glutamine ou la Glycine dont le rôle dans l'organisme est, entre autres, de neutraliser ces agents toxiques.

Pour reprendre l'exemple développé précédemment concernant le patient de 60 ans souffrant de faiblesse musculaire, le test des cheveux montrait la carence organique en Magnésium et en Fer. Or, on sait que le Magnésium active la transformation de la Méthionine. Il n'était donc pas étonnant de trouver par ailleurs dans le dosage des urines un excès de cet acide aminé. Quant au manque de Fer, il ne pouvait qu'accentuer la faiblesse généralisée.

En réalité, le test des urines et le test des cheveux devraient être réalisés en même temps car les meilleures indications concernant les acides aminés proviendront de leur comparaison et de leur juxtaposition.

Pour être complet, il faut préciser qu'avec la feuille donnant les dosages d'éléments minéraux, le laboratoire envoie un commentaire informatisé.

Le test de la nutrition

" Dis-moi ce que tu manges, je te dirai comment tu te portes" pourrait être le résumé de ce test qui, lui aussi, est tout récent et doit beaucoup aux travaux du docteur Bonan.

Contrairement aux deux tests précédents (dosage des acides aminés dans les urines et dosage des oligo-éléments grâce aux cheveux) qui fournissent un bilan, le test de la nutrition est conçu pour servir d'introduction, d'analyse préventive.

C'est en réalité un questionnaire très pointu, très détaillé (quelque 350 questions !) destiné à savoir ce que vous consommez en une semaine, quelles sont vos conditions de vie et quels sont les symptômes - même bénins - que vous pouvez présenter.

Voici un exemple de ces questions. Pour y répondre, il suffit de mettre une croix dans une case si la réponse est "oui".

SECTION 1

1 - Est-ce que votre langue présente des lésions ?
2 - Avez-vous des fourmillements aux pieds ou aux mains ?
3 - Avez-vous l'impression d'avoir perdu votre énergie ?
4 - Vous arrive-t-il de bégayer ?
5 - Avez-vous des secousses des membres inférieurs ?

SECTION 10

33 - Prenez-vous facilement du poids ?
34 - Avez-vous tendance à avoir les mains et les pieds froids ?
35 - Préférez-vous les climats chauds ou froids ?
36 - Vos cheveux sont-ils secs, cassants, ternes, clairsemés ?
37 - Allez-vous à la selle au moins une fois par jour ?
38 - Pour les femmes : vos règles sont-elles abondantes, régulières mais non douloureuses ?
39 - Est-ce que vous avez une diminution de libido ?
40 - Est-ce que votre cœur bat rapidement, même au cours d'un exercice peu violent ?
41 - Supportez-vous mal la chaleur ?
42 - Quand vous étendez vos mains devant vous, doigts tendus, tremblent-elles ?

....

Les réponses à ce questionnaire, traitées par informatique, vont vous donner de multiples informations concernant votre santé. Tout d'abord, en fonction de ce que vous avez absorbé en une semaine, vous connaîtrez exactement la quantité de :

- Vitamines (A,B1,B2...C..., etc.)
- Oligo-éléments (Calcium, Magnésium, etc.)
- Acides aminés essentiels et non essentiels
- Acides gras (saturés, insaturés, essentiels)
- Cholestérol
- Glucides (lents ou rapides)
- Les balances minérales

Et beaucoup d'autres informations concernant votre alimentation.

Bien entendu, ce test permet de corriger les déséquilibres alimentaires et, en fonction de tous les petits symptômes que vous aurez indiqués, d'étudier et de normaliser la biochimie de votre organisme.

Les test des urines et des cheveux réalisés après le test de la nutrition n'en prendront que plus de valeur. En effet, si votre alimentation est bien équilibrée, si l'apport en vitamines, acides aminés, oligo-éléments est correct et que, néanmoins, les tests-bilan font apparaître des carences, il sera facile d'en déduire qu'il y a des problèmes d'assimilation au niveau de l'appareil digestif et d'agir en conséquence.

Maintenant, il est possible que votre organisme ait de plus gros besoins que la moyenne en certains éléments (individualité biochimique dont nous parlions plus haut). La répétition des tests, après deux mois, devrait l'indiquer et permettre de trouver l'alimentation idéale pour vous.

12

RECETTES ACIDES AMINES

Nous vous avons proposé aux chapitres V et VI un certain nombre d'aliments plus ou moins riches en acides aminés qui devraient vous permettre de composer des menus succulents et favorables à votre santé.

Pour vous aider néanmoins dans vos démarches culinaires, voici plusieurs recettes mises au point par des diététiciens et qui présentent l'avantage d'offrir des combinaisons d'acides aminés intéressantes.

A vos fourneaux !

LASAGNES
(8 personnes)

1 grosse boîte de tomates pelées
450 g de sauce tomate
1/2 cuillerée d'origan
1 feuille de laurier
1/4 de cuillerée à café de fenouil
1 cuillerée à café de basilic
240 g de mozzarella
1 gros oignon
2 gousses d'ail écrasées
1 cuillerée à soupe d'huile d'olive vierge
500 g de bœuf haché maigre
250 g de lasagnes
360 g de fromage frais égoutté
30 g de parmesan

Faire mijoter les tomates, la sauce tomate et tous les assaisonnements pendant que vous préparez la viande. Faire revenir l'oignon et l'ail dans l'huile jusqu'à ce qu'ils soient bien dorés. Egoutter l'huile, ajouter le mélange de tomates et laisser mijoter à feu doux pendant une heure. Préparer les lasagnes. Dans un plat à gratin carré ou rectangulaire, mettre d'abord un peu de sauce puis une couche de lasagnes, puis le fromage frais égoutté et enfin la mozzarella. Faire alterner ainsi de suite les couches en terminant par la sauce. Saupoudrer de parmesan. Faire cuire à four moyen (175°C).

CANNELLONI AUX GERMES DE BLE
(4 personnes)

8 cannelloni complets
350 g de bœuf haché maigre
1 gros oignon finement haché
2 cuillerées à soupe de beurre
2 boîtes de sauce tomate (500 g environ)
2 gousses d'ail hachées finement
2/3 de tasse de mélange de germes et de son de blé
1/4 de tasse de parmesan râpé
1 cuillerée à café d'origan
1 cuillerée à café de basilic
Poivre
180 g de fromage en tranches à cuire
1 cuillerée à soupe de persil haché

Faire cuire les cannelloni selon les instructions indiquées sur le paquet, les égoutter et les mettre de côté. Faire sauter l'oignon jusqu'à ce qu'il soit tendre. Ajouter la sauce tomate et la poudre d'ail. Laisser reposer. Faire revenir le bœuf haché. Retirer du feu, ajouter le mélange de germes et de son de blé, le parmesan, l'origan, le basilic, le poivre et les 3/4 de la sauce. Bien mélanger. Remplir les cannelloni avec la préparation. Ajouter le reste de la composition à base de viande au reste de la sauce. Verser la moitié de ce mélange dans un plat à gratin. Disposer les cannelloni sur la sauce, couvrir avec les tranches de fromage. Verser le reste de la sauce sur le pourtour du plat. Couvrir et faire cuire à 200°C pendant 25 minutes, jusqu'à ce que le plat soit bien chaud. Saupoudrer de persil haché avant de servir.

GRATIN DE MACARONI AU FROMAGE FRAIS
(6 personnes)

2 tasses de macaroni complets
1 oignon moyen émincé
250 g de champignons émincés
2/3 de tasse de graines de tournesol
2 cuillerées à soupe d'huile
1 tasse et 1/2 de fromage frais égoutté
1/4 tasse de lait écrémé
1 tasse 1/4 de yaourt
1 pincée de poivre de Cayenne
2 cuillerées à soupe de persil
1/2 tasse de germes de blé
2 cuillerées à soupe de parmesan

Faire revenir l'oignon, les champignons et les graines de tournesol dans l'huile. Faire cuire les macaroni et les mélanger aux oignons et aux champignons. Battre ensemble le fromage frais égoutté, le yaourt, le lait et les assaisonnements. Mélanger les germes de blé avec le parmesan. Saupoudrer sur le dessus du plat. Faire cuire à feu doux (175°C) pendant 30 minutes.

GRATIN DE PATES AU THON

(6 personnes)

400 g environ de thon en conserve
1 tasse de céleri coupé en morceaux
2 oignons émincés
1 petite boîte de tomates pelées
1 petite boîte de concentré de tomates
1/2 tasse d'eau
1/2 cuillerée à café d'ail en poudre
1 cuillerée à café d'origan
1/2 cuillerée à café de basilic
1 pincée de graines de fenouil (facultatif)
250 g de pâtes complètes
2 cuillerées de parmesan râpé

Egoutter le thon. Garder 3 cuillerées d'huile de la boîte pour faire dorer le céleri et l'oignon (sinon utiliser de l'huile d'olive vierge ou de l'huile de soja). Ajouter le thon émietté, les tomates, le concentré de tomates, l'eau, la poudre d'ail, l'origan, le basilic et le fenouil. Couvrir et laisser mijoter 20 minutes. Pendant ce temps, faire cuire les pâtes. Graisser légèrement un plat à gratin. Y verser la moitié des pâtes puis la moitié du mélange de thon, saupoudrer d'une cuillerée de parmesan. Recommencer avec l'autre moitié des ingrédients. Faire cuire au four à 175°C pendant 30 minutes environ.

KASHA AUX NOUILLES
(6 personnes)

1 cuillerée à soupe d'huile d'olive vierge
1 gros oignon émincé
1 tasse de gruau de sarrasin
1/2 tasse de bouillon de légumes ou de poulet
1 tasse d'eau
Poivre
120 g de nouilles plates de préférence

Faire revenir l'oignon dans l'huile jusqu'à ce qu'il soit tendre. Mélanger le gruau de sarrasin et faire cuire quelques minutes. Ajouter le bouillon, l'eau, le poivre. Couvrir hermétiquement. Réduire le feu et laisser mijoter pendant 15 minutes ou jusqu'à ce que toute l'eau soit absorbée. Pendant ce temps, faire cuire les nouilles selon les instructions qui figurent sur le paquet. Les égoutter et les mélanger à la préparation de gruau. Servir avec une salade verte.

AUBERGINES AU FROMAGE
(6 personnes)

1 tasse de riz brun
1 aubergine moyenne
2 cuillerées à soupe d'huile végétale
1 petit oignon
1 gousse d'ail écrasée
250 g de champignons émincés
1 petite boîte de sauce tomate
1 cuillerée à café d'origan
1/2 cuillerée à café de basilic
350 g de fromage frais égoutté
1/4 de tasse de lait écrémé
60 g de mozzarella émiettée

Faire cuire le riz brun. Couper l'aubergine en morceaux (1,5 cm d'épaisseur environ), faire cuire jusqu'à ce qu'ils soient tendres. Faire dorer l'oignon, l'ail et les champignons dans l'huile. Ajouter la sauce tomate et les herbes en mélangeant bien (mouiller avec un peu d'eau si nécessaire). Laisser mijoter quelques minutes. Mélanger le fromage frais avec le lait. Dans un plat à gratin, préalablement beurré, faire alterner une couche de riz, une couche d'aubergines, une couche de fromage et une couche de sauce et ainsi de suite en terminant par la sauce. Etaler la mozzarella sur le dessus, faire cuire à 175°C pendant 30 minutes environ.

ENCHILADAS AUX HARICOTS ET AU FROMAGE
(6 personnes)

1 cuillerée à soupe d'huile d'olive vierge
1 poivron vert coupé en morceaux
1 oignon émincé
2 pincées de "chili"
2 pincées de romarin haché
1 petit piment vert épépiné et haché
1 petite boîte de tomates pelées (500 g)
180 g de concentré de tomates
450 g de haricots blancs cuits égouttés et écrasés
1/2 tasse de fromage frais égoutté
Poivre
60 g de fromage râpé
8 tortillas surgelées (galettes de maïs pliées en deux)

Dans une sauteuse, faire revenir le poivron et l'oignon dans l'huile. Ajouter le chili, le romarin et le piment haché. Laisser cuire 5 minutes. Retirer du feu et laisser de côté. Dans une autre sauteuse, mélanger les tomates, le concentré de tomates, les haricots et laisser cuire à feu doux 10 minutes (le mélange ne doit pas bouillir). Mélanger les ingrédients de la première sauteuse avec le mélange tomates/haricots de la seconde. Ajouter le fromage frais égoutté, le poivre et le fromage râpé. Remplir les tortillas partiellement décongelées. Faire cuire à 200°C pendant environ 15 minutes.

HARICOTS DE SOISSONS AU MAIS
ET AU CHILI
(4 personnes)

1 petit oignon émincé
1 gousse d'ail
1/2 poivron vert émincé
2 cuillerées à soupe d'huile végétale
2 tasses de maïs frais ou surgelé
3 tasses de haricots de Soissons cuits
1 tasse d'eau
2 cuillerées à soupe rases de concentré de tomates
1 cuillerée à café de chili
2 à 3 pincées de cumin
1 cuillerée à café d'origan

Faire revenir l'oignon et l'ail dans l'huile. Faire dorer doucement le poivron vert. Ajouter l'eau, le maïs et le concentré de tomates. Ecraser une tasse de haricots puis ajouter le reste de haricots au mélange. Assaisonner et amener à ébullition. Laisser mijoter pendant 1/2 heure jusqu'à ce que le mélange épaississe et que le liquide soit complètement absorbé.

LENTILLES AU CURRY
(6 personnes)

4 oignons émincés
4 gousses d'ail écrasées
1 tasse de riz complet
4 cuillerées à soupe d'huile
2 cuillerées à café de curry
8 tasses d'eau
4 cuillerées à soupe de jus de citron
2 tasses de lentilles
500 g d'épinards surgelés
1 tasse de yaourt

Faire revenir les oignons, l'ail et le riz complet dans l'huile pendant 3 à 4 minutes. Ajouter le curry et bien mélanger. Ajouter l'eau, le jus de citron et les lentilles. Mélanger à nouveau puis laisser mijoter avec le couvercle jusqu'à ce que les lentilles soient cuites (30 minutes environ). Ajouter les épinards. Faire cuire encore 15 minutes ou jusqu'à ce que le bloc d'épinards soit fondu et parfaitement chaud. Mélanger les épinards aux autres ingrédients. Servir accompagné de 2 cuillerées à soupe de yaourt sur chaque portion.

GRATIN DE POMMES DE TERRE

(6 personnes)

2 tasses de fromage frais égoutté
2 cuillerées à soupe d'huile
1 petit oignon émincé
2 cuillerées à soupe de farine complète
1 cuillerée à café de persil
1 cuillerée à café de thym
Poivre selon le goût
6 pommes de terres moyennes
1/3 de tasse de lait écrémé
1/2 tasse de son ou de germes de blé ou un mélange des deux
2 cuillerées à soupe de parmesan râpé fin
2 cuillerées à soupe de beurre

Bien brosser les pommes de terre, les faire cuire avec leur peau. Préchauffer le four à environ 175°C. Graisser un plat à gratin. Battre au mixer le fromage frais égoutté avec 2 cuillerées d'huile jusqu'à ce qu'il mousse légérement, y ajouter les oignons émincés. Mélanger la farine et les assaisonnements. Mettre une couche de rondelles de pommes de terre au fond du plat, couvrir avec une couche de fromage blanc puis saupoudrer de farine assaisonnée. Faire alterner les couches de pommes de terre, de fromage, de farine en terminant par une couche de pommes de terre. Verser le lait sur l'ensemble. Mélanger le son ou les germes de blé avec le parmesan. Saupoudrer sur les pommes de terre. Parsemer de morceaux de beurre. Faire cuire 30 minutes environ.

**FLOCONS D'AVOINE
DORES AUX HERBES**
(4 personnes)

1 tasse et 1/2 de flocons d'avoine
1 œuf battu
3 cuillerées à soupe de beurre fondu
3/4 de tasse de bouillon de poulet, de bœuf ou de légumes
2 cuillerées à soupe de persil déshydraté
1/2 cuillerée à café d'origan
1/2 cuillerée à café de basilic

Bien mélanger les flocons d'avoine avec l'œuf jusqu'à ce que les flocons soient bien humectés dans une sauteuse; verser ce mélange sur le beurre fondu. Laisser cuire à feu moyen sans cesser de remuer pendant 3 à 5 minutes ou jusqu'à ce que les flocons d'avoine soient secs, complètement détachés et légèrement dorés. Ajouter les autres ingrédients ; continuer la cuisson en mélangeant de temps en temps pendant 2 ou 3 minutes ou jusqu'à ce que tout le liquide soit évaporé. Servir à la place d'un plat de riz ou de pâtes.

TABOULE (salade de Bulgur - Moyen-Orient)
(6 à 8 personnes)

2 tasses de couscous moyen
2 tasses d'eau bouillante
1 tasse 1/2 de persil haché
3/4 de tasse de feuilles de menthe hachées (ou 1/2 tasse de persil déshydraté et 3 cuillerées à soupe de menthe séchée)
1 oignon
4 tomates coupées en petits dés
Quelques feuilles de romaine
Assaisonnement
1/4 tasse d'huile d'olive vierge
3/4 de tasse de jus de citron
2 gousses d'ail
Poivre selon le goût
1 trait de sauce piquante

Verser l'eau bouillante sur le couscous. Laisser reposer pendant que vous préparez les légumes. Quand le couscous est ramolli et refroidi, y ajouter les légumes (sauf la romaine). Préparer l'assaisonnement et mélanger au couscous et aux légumes. Laisser toute la nuit au réfrigérateur. Ajouter les feuilles de romaine avant de servir.

YAOURT GLACE AUX FRAISES ET A L'ANANAS
(8 personnes)

1 feuille de gélatine (ou une cuillerée à soupe de gélatine en poudre)
1/4 de tasse d'eau froide
2 tasses de yaourt maigre nature
1 tasse de fraises écrasées
1 tasse d'ananas frais mixé (ou de l'ananas en conserve au naturel sans le jus)

Mettre l'eau dans une petite casserole. Ajouter la gélatine et attendre 5 minutes. Chauffer doucement jusqu'à ce qu'elle soit fondue. Bien mélanger puis laisser refroidrir. Mélanger au yaourt. Mettre au réfrigérateur dans un plat creux jusqu'à ce que le mélange épaississe (environ 45 minutes). Ajouter les purées de fruits et fouetter jusqu'à ce que le mélange mousse (environ 2 minutes avec un batteur électrique). Verser dans un bac à glace ou des raviers individuels et laisser prendre au freezer pendant environ 2 heures. Sortir du freezer 10 minutes avant de servir. Vous pouvez également utiliser d'autres fruits frais ou en conserve au naturel.

PARFAIT LEGER AU CITRON
(6 personnes)

1 cuillerée à soupe de gélatine en poudre
1 cuillerée à soupe d'eau froide
1 tasse d'eau bouillante
1/2 tasse d'eau froide
1/4 de jus de citron
1/2 tasse de lait écrémé en poudre
1/2 tasse d'eau glacée
Quelques gouttes de citron
1 cuillerée à café de zeste de citron

Faire ramollir la gélatine dans une cuillerée à soupe d'eau froide. Ajouter l'eau bouillante pour faire fondre. Ajouter la 1/2 tasse d'eau froide, le 1/4 de tasse de jus de citron et le zeste de citron. Mettre au réfrigérateur jusqu'à ce que le mélange soit bien ferme - environ 90 minutes. Réfrigérer un compotier profond ainsi que les fouets du mixer. Mettre dans le compotier le lait en poudre, l'eau glacée et quelques gouttes de citron, battre jusqu'à ce que le mélange commence à mousser puis réfrigérer. Battre avec une fourchette le mélange gélatine/citron et l'ajouter à la préparation de lait. Fouetter au batteur électrique jusqu'à ce que l'ensemble soit bien mousseux mais pas trop mou. Faire prendre au réfrigérateur.

CRACKERS AU BLE ET AU SEIGLE COMPLET

(Environ 200 crackers de 2,5 cm de côté)
1 tasse 1/2 de farine de blé complète
1/4 de tasse de farine de seigle
1/4 de tasse de graines de sésame
1 tasse d'huile végétale
1/2 tasse d'eau (si nécessaire)

Mettre les deux types de farine ensemble. Ajouter l'huile et bien mélanger. Ajouter suffisamment d'eau pour faire une pâte malléable, en faire une boule, puis bien l'étaler sur une plaque à pâtisserie (environ 3mm d'épaisseur). Avec un couteau, former de petits rectangles ou losanges. Faire cuire au four à 200 °C jusqu'à ce que les crackers soient dorés et croustillants Les détacher sur les lignes du couteau.

PETITS GATEAUX CROQUANTS AUX FLOCONS D'AVOINE

(6 douzaines)
2 cuillerées à soupe de beurre
1 cuillerée à soupe de miel
1 œuf battu
1 cuillerée à café et 1/2 de vanille
1/2 tasse de farine complète
1 cuillerée à café de levure chimique
1 tasse de germes de blé
2 tasses de flocons d'avoine
1/2 tasse de raisins secs
1/4 de tasse de graines de tournesol grillées
1 cuillerée à soupe d'eau

Travailler le beurre avec le miel. Ajouter l'œuf, la vanille, puis battre le tout. Mélanger les ingrédients secs ensemble et les ajouter peu à peu à la préparation avec la cuillerée d'eau. Bien mélanger. Avec une cuillère à café, faire des petits tas sur une plaque à pâtisserie graissée. Les aplatir légèrement. Faire cuire à four préchauffé à 200°C pendant 9 à12 minutes.

ROCHERS AUX PACANES
(3 douzaines)

5 cuillerées de beurre
5 cuillerées de miel
1/3 de tasse de germes de blé
3 pincées de cannelle
1 tasse et 1/2 de flocons d'avoine
1 tasse d'abricots secs coupés en petits morceaux
1/3 de tasse de pacanes écrasées
1/4 de tasse de raisins de Corinthe

Travailler dans une casserole le beurre et le miel. En remuant constamment, faire bouillir sur feu moyen puis réduire la chaleur et laisser mijoter 4 minutes. Hors du feu, ajouter les germes de blé et la cannelle puis les flocons d'avoine, les abricots, les pacanes et les raisins de Corinthe. A l'aide d'une cuillère à soupe, faire des petits tas sur une plaque à pâtisserie ou un papier sulfurisé. Faire prendre au réfrigérateur. Conserver au réfrigérateur dans une boîte bien hermétique.

BOULES AUX AMANDES
(4 douzaines)

1 tasse de beurre
1/4 de tasse de miel
1 tasse de poudre d'amandes
1/2 cuillerée d'extrait de vanille
1/4 de cuillerée à café de jus de citron
1/4 de cuillerée à café d'extrait d'amande amère
2 tasses de farine complète

Travailler le beurre avec le miel jusqu'à ce que le mélange soit bien mousseux. Ajouter la poudre d'amandes, la vanille, le jus de citron et l'extrait d'amande, bien mélanger. Ajouter la farine. Faire des petites boules d'environ 2 cm de diamètre et les disposer sur une plaque à pâtisserie. Faire cuire à 170°C jusqu'à ce qu'elles soient légèrement dorées (environ 18 minutes). Laisser refroidir sur une grille.

MUESLI
(6 personnes)

1 tasse de flocons d'avoine
1 tasse 1/4 de lait
3/4 de tasse de raisins secs, de pruneaux ou d'abricots secs coupés en morceaux
1/2 tasse de jus d'orange
1/3 de tasse de germes de blé, de son ou de noix écrasés (ou un mélange des trois)
1/4 de tasse de miel

Bien mélanger tous les ingrédients dans un bol. Couvrir et mettre au réfrigérateur toute la nuit (au moins 8 heures). Servir avec du lait ou de la crème légère.

RECETTES VEGETARIENNES

LEGUMES VERTS AU RIZ ET AU TOFOU

(2 à 3 personnes)

1 cuillerée à soupe d'huile
1 tasse 1/4 de tofou * coupé en cubes de 2,5 cm
1/2 livre de légumes verts feuillus coupés en morceaux (par exemple chou chinois, cresson, épinards, etc.)
graines de sésame selon le goût
2 tasses de riz complet cuit
sauce de soja (si possible non salée)

Graisser une grande poêle à frire et faire revenir les cubes de tofou pendant 5 minutes. Mettre les cubes de tofou au centre de la poêle et ajouter les morceaux de légumes autour. Saupoudrer de graines de sésame et ajouter un peu de sauce de soja. Couvrir et laisser cuire doucement pendant 3 minutes environ. Retirer du feu, égoutter l'excès de liquide et servir avec le riz.

* le tofou se trouve en magasin de diététique

CRACKERS AUX GRAINES DE SESAME
(3 à 4 douzaines)

1 tasse 1/2 de farine complète
1/4 de tasse de farine de soja
1/4 de tasse de graines de sésame
3/4 de cuillerée à café de sel
1/3 de tasse d'huile
1/2 tasse d'eau (environ)

Mettre la farine, les graines et le sel dans une terrine. Y ajouter l'huile et bien mélanger. Verser l'eau peu à peu. Pétrir la pâte pour en faire une boule et l'étaler au rouleau (4 ou 5 mm d'épaisseur). Découper en carrés et les placer sur une plaque à pâtisserie graissée. Faire cuire à four moyen pendant environ 15 ou 20 minutes, jusqu'à ce qu'ils soient dorés.

PATE A TARTINER AUX POIS CHICHES ET AU SESAME
(8 personnes)

2/3 de tasse de pois chiches
1 gros oignon émincé et doré dans une cuillerée d'huile de sésame
2 gousses d'ail écrasées
le jus de 2 citrons
1 cuillerée à soupe de sauce de soja
1/4 de tasse de beurre de sésame
1/2 tasse de graines de sésame grillées et moulues

Faire cuire les pois chiches suivant les indications inscrites sur le paquet jusqu'à ce qu'ils soient tendres. Les écraser en purée (ajouter un peu d'eau de cuisson si nécessaire) puis ajouter l'oignon doré et l'ail écrasé. Bien mélanger le tout avec les autres ingrédients. Mettre au réfrigérateur et servir comme sauce d'accompagnement ou comme pâte à tartiner.

TACOS AUX CACAHUETES ET AU TOURNESOL
(8 personnes)

3/4 de tasse de cacahuètes cuites
2/3 de tasse de graines de tournesol cuites avec les cacahuètes
1 boîte de concentré de tomates
1/2 cuillerée à café de graines de cumin
1/2 cuillerée à café de chili
1 pincée de piment de Cayenne
3 gousses d'ail
1/3 de tasse de graines de tournesol grillées
1/3 de tasse de graines de sésame grillées
tranches de tomates
Quelques petits oignons verts émincés et du persil
Un peu de salade assaisonnée au vinaigre de vin
8 tortillas

Mélanger les cacahuètes et les graines de sésame cuites avec le concentré de tomates, les graines de cumin, le chili, le piment de cayenne et l'ail. Mixer le tout jusqu'à ce que le mélange soit bien homogène. Mettre la préparation dans une petite casserole et faire cuire à feu doux jusqu'à ce qu'elle épaississe. Mélanger les graines de tournesol et de sésame grillées. Mettre les tortillas, la préparation de cacahuètes/tournesol et les ingrédients sur des plats différents. Chacun préparera son mélange.

POIS CHICHES AU CHILI ET AU NOIX
(5/6 personnes)

1/3 de tasse de margarine végétale
1/2 cuillerée à café de chili
1 pincé de sel
2 tasses pois chiches cuits mais encore fermes
2 tasses de noix moulues (noix, noisettes, cacahuètes, etc.)

Faire fondre la margarine dans une casserole. Y ajouter le chili, le sel, les pois chiches et le mélange de noix. Etaler la pâte sur une plaque à pâtisserie. Faire cuire à four chaud pendant 15 minutes. Servir tiède ou froid.

BEURRE DE CACAHUETES ET DE TOURNESOL

3/4 de tasse de cacahuètes
1 tasse de graines de tournesol
1/2 tasse d'huile d'arachide ou de tournesol
Sel

Passer les cacahuètes et les graines de tournesol au mixer en ajoutant l'huile peu à peu. Ajouter le sel si nécessaire.

SALADE DE LEGUMES SECS
(5/6 personnes)

1 tasse de pois chiches cuits (1/2 tasse avant cuisson)
1 tasse de haricots rouges (1/2 tasse avant cuisson)
1 tasse de haricots noirs (1/2 tasse avant cuisson)
1 tasse de haricots verts
1/4 de tasse de piments coupés en morceaux
1/4 de tasse d'oignons hachés
2 cuillerées à soupe d'huile
1 cuillerée à soupe de jus de citron
1/4 de cuillerée à café de sel
1/4 de cuillerée à café de basilic déshydraté
Légumes verts feuillus (épinards, scarole, etc.)
Crackers

Faire cuire séparément les pois chiches, les haricots secs jusqu'à ce qu'ils soient tendres mais encore un peu fermes et les haricots verts. Bien les égoutter. Mettre tous les ingrédients dans un saladier, bien mélanger et réserver au frais. Servir avec des crackers sur un lit de légumes verts.

CREPES AUX EPICES
(16 crêpes moyennes)

2 tasses de mélange pour pâte à crêpe au sarrasin
1/4 de cuillerée à café de graines de cumin
1/4 de cuillerée à café de curcuma (ou safran des Indes)
1/4 de cuillerée à café de poudre de curry
1/4 de cuillerée à café de 4-épices
1/8 de cuillerée à café de graines de céleri
1/4 de cuillerée à café de poudre d'oignons
2 tasses de babeurre (ou de lait écrémé)

Mettre la préparation pour pâte à crêpe dans un grand bol. Ajouter les épices et le babeurre. Mélanger jusqu'à ce que la préparation soit homogène. Faire les crêpes dans une crêpière ou une poêle légèrement graissée.

PAIN DE RIZ BRUN ET DE SOJA
(4 personnes)

2 tasses de graines de soja cuites et écrasées
1 tasse de riz complet cuit
1 tasse de lait
1/2 tasse de chapelure de pain complet
1 cuillerée à soupe d'huile
1 cube de bouillon aux légumes émietté
2 cuillerées à soupe d'oignons émincés
Sel (ou sel de régime) si nécessaire

Mélanger tous les ingrédients. Mettre la pâte dans un moule à cake graissé. Faire cuire au four à 175°C pendant 45 minutes. Servir chaud éventuellement nappé de sauce tomate.

BISCUITS AUX NOIX
(18 biscuits moyens)

2 tasses de farine complète
2 cuillerées à café de poudre de levure chimique
1 tasse de mélange de noix écrasées (noix, noisettes, pistaches, amandes, noix de cajou, etc.)
1 pincée de sel (ou sel de régime)
1 cuillerée à soupe de beurre
Lait écrémé

Mélanger tous les ingrédients secs et faire une pâte assez épaisse en ajoutant le beurre et le lait écrémé. Travailler sur une planche à pâtisserie farinée. Etaler au rouleau (1 cm d'épaisseur environ). Découper des cercles, les piquer avec une fourchette. Faire cuire au four à 175°C sur une plaque à pâtisserie graissée, pendant 20 minutes environ.

KUGEL AUX POMMES DE TERRE
(6 personnes)

6 pommes de terre crues moyennes
2 - 3 carottes crues
1 gros oignon
1 gousse d'ail
2 œufs battus
3 cuillerées à soupe d'huile
2 cuillerées à café de sel (ou sel de régime)
1/4 de tasse de chapelure de pain complet
3/4 de tasse de poudre de lait écrémé
Garniture facultative : 1 tasse de fromage râpé

Râper les pommes de terre, les carottes et l'oignon dans un grand bol. Egoutter le jus. Ajouter les autres ingrédients en prenant soin d'éviter la formation de grumeaux. Verser la préparation dans un moule à manqué et faire cuire au four à 175°C pendant 45 minutes à 1 heure. Le Kugel est cuit quand les bords sont dorés (vérifier avec une lame de couteau). Si vous le souhaitez, vous pouvez alors saupoudrer le Kugel de fromage râpé et le remettre au four 5 minutes jusqu'à ce que le fromage soit bien fondu.

CREME AU RIZ COMPLET ET AUX PETITS RAISINS
(4 à 6 personnes)

2 œufs
1/4 de tasse de miel
1/4 de cuillerée à café de noix de muscade
1/4 de cuillerée de sel
1/2 de cuillerée de vanille en poudre
2 tasses de lait écrémé bouillant
1 tasse de riz complet
1/2 tasse de raisins secs et égouttés

Battre les œufs, ajouter le miel, la noix de muscade, le sel, la vanille. Bien mélanger le tout. Verser peu à peu le lait bouillant en continuant de mélanger. Ajouter le riz complet et les raisins. Verser la préparation dans un moule. Cuire au four à 175°C au bain-marie pendant 1 heure ou jusqu'à ce que la crème soit ferme au centre.

MUFFINS AU FROMAGE
(12 muffins moyens)

2 tasses de farine complète tamisée
3 cuillerées à café de levure chimique
1 cuillerée à café de sel
4 cuillerées à soupe de beurre
3/4 de tasse de fromage râpé
1 œuf
1 tasse de lait écrémé

Mélanger la farine, la levure chimique et le sel. Travailler le beurre avec les ingrédients secs. Ajouter le fromage râpé. Dans un bol, battre l'œuf et le lait et verser sur les ingrédients secs en mélangeant bien pour les imprégner. Remplir les moules aux 2/3. Faire cuire au four à 200° pendant 20 à 25 minutes.

**Les muffins sont des sortes de petits gâteaux ronds non sucrés (je pense que l'on pourrait utiliser un moule à madeleines, c'est ce qui y ressemble le plus dans la cuisine française).*

13

MIEUX VIVRE... GRACE AUX ACIDES AMINES

Ce livre a donc pour ambition de faire découvrir au public ce qui n'est jusqu'alors connu, en France, que de certains médecins férus de diététique.

Contrairement aux Etats-Unis, il n'existe chez nous aucune publication traitant de ce sujet.

Bien que sous l'impulsion de Michel Bontemps, on commence à s'en préoccuper, quand trouverons-nous dans les rayons spécialisés toute la gamme des acides aminés, ces éléments vitaux pour la santé ?

En attendant, je souhaite que cet ouvrage vous permette de mieux vivre grâce à eux.

Pour cela, souvenez-vous que les acides aminés sont à la base de la vie: ce sont eux qui composent les protéines servant à fabriquer les cellules de l'organisme. L'ovule, le sperme sont constitués d'acides aminés. Le fœtus niché dans le ventre de la mère ne pourra se développer que si l'organisme de celle-ci lui fournit un apport suffisant d'acides aminés.

Pour chaque nouvelle cellule créée, il faudra la proportion d'acides aminés indispensables à sa formation. Si l'un d'entre eux fait défaut, la protéine spécifique qui compose une cellule déterminée (cellule du sang, des os, de la peau, du foie, des cheveux, etc.) ne sera pas fabriquée et donc la cellule ne pourra voir le jour. Ce sera bien sûr préjudiciable au moment de la croissance et tout autant lorsqu'il s'agira de renouveler les cellules mortes ou endommagées.

Les acides aminés participent également à toutes les fonctions de l'organisme : à la synthèse des hormones, des neuro-médiateurs, aux systèmes d'autodéfense, à la transmission du code génétique, à la production de l'énergie et même à la réparation des accidents corporels.

En fait, dans tous les cas de maladies, dérèglements, vulnérabilité organique, dépression, vieillissement précoce, maigreur, obésité, perte de mémoire, troubles du comportement, etc., il serait indispensable de vérifier l'apport en acides aminés et l'utilisation de ces acides aminés par l'organisme.

Pour le reste : compenser les déséquilibres, réduire l'apport de tel acide aminé ou augmenter la consommation de tel autre, cet ouvrage devrait être un guide à l'usage non seulement des diététiciens mais de tous ceux qu'il aura pu convaincre que le mieux-vivre et le mieux-être passent par une alimentation judicieusement équilibrée en vitamines, en oligo-éléments mais aussi et surtout en acides aminés.

GLOSSAIRE

Protides : Substances issues du régime végétal ou animal qui fournissent les acides aminés. Vient du grec "protos" : le premier. Ce qui souligne leur importance dans le schéma de la vie.

Molécules : Formée d'atomes, la molécule est la plus petite quantité de matière pouvant exister.

Anticorps : Protéine qui apparaît dans l'organisme lorsque se manifeste une substance étrangère qu'il faut éliminer.

Enzymes : Substances dérivées des protéines permettant de rendre possibles les réactions biologiques et chimiques de l'organisme. (Du grec "Zumê" qui signifie "levain").

Hormones : Sécrétées par les glandes, les hormones circulent dans l'organisme et ont pour fonction d'exciter le fonctionnement des organes. Leur rôle est, entre autres, important sur le métabolisme, la vie sexuelle, la circulation du sang et le système nerveux.

Neurones : Cellules nerveuses situées dans le cerveau et la moelle épinière. En action, elles déterminent ce qu'on appelle généralement "l'influx nerveux". Le cerveau en contient plusieurs milliards.

Lymphocytes : Il s'agit de certaines cellules du sang de petite taille entrant dans la catégorie des "globules blancs". L'augmentation de leur nombre est révélatrice d'une infection.

Achevé d'imprimer en mai 1987 sur presse CAMERON
dans les ateliers de la SEPC à Saint-Amand-Montrond (Cher).
Dépôt légal : juin 1987. — N° d'impression : 1005.
Imprimé en France